Guide pratique
du cancer

Pr David Khayat
et Odilon Wenger

avec la participation
du Dr Dominique Delfieu

Guide pratique du cancer

■

S'informer, s'orienter, se soigner

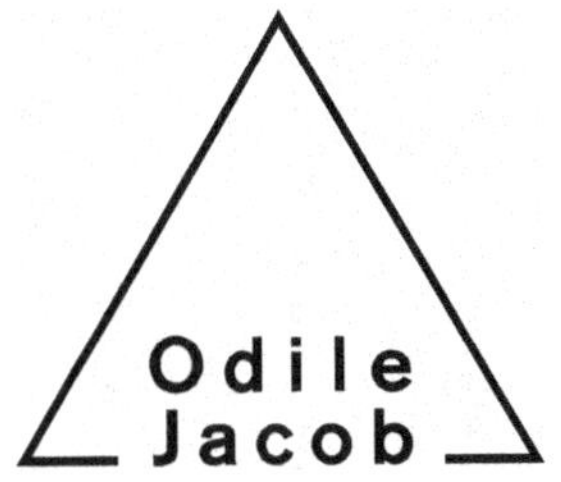

© ODILE JACOB, JANVIER 2007
15, RUE SOUFFLOT, 75005 PARIS

ISBN : 978.2.7381.1859.2

www.odilejacob.fr

Le Code de la propriété intellectuelle n'autorisant, aux termes de l'article L.122-5, 2° et 3° a), d'une part, que les « copies ou reproductions strictement réservées à l'usage privé du copiste et non destinées à une utilisation collective » et, d'autre part, que les analyses et les courtes citations dans un but d'exemple et d'illustration, « toute représentation ou reproduction intégrale ou partielle faite sans le consentement de l'auteur ou de ses ayants droit ou ayants cause est illicite » (art. L. 122-4). Cette représentation ou reproduction, par quelque procédé que ce soit, constituerait donc une contrefaçon sanctionnée par les articles L.335-2 et suivants du Code de la propriété intellectuelle.

Sommaire

Comprendre
ce qui se passe

Comment me soigner ?

Quel impact
au niveau physique ?

Quel impact
au niveau psychologique ?

Quel impact
dans la vie sociale ?

Annexes

Introduction

Pourquoi donc un guide du cancer ?

Quel besoin pourrait-il exister d'être guidé, orienté, informé au travers d'un tel ouvrage dès lors que l'on vient de se voir porter le diagnostic de cancer ?

Ces questions peuvent paraître légitimes à tous ceux qui, pour l'instant du moins, restent épargnés par cette maladie.

Pour les autres, pour tous les autres, et ils sont chaque jour plus nombreux, ces questions prennent au contraire un sens presque vital.

Un homme sur deux, une femme sur trois ont ou auront un cancer dans le courant de leur vie.

Ceci est vrai pour la France comme pour la plupart des pays développés.

La fréquence de cette maladie double tous les 20 ans et tue plus dans le monde, à elle seule, que le sida, le paludisme et la tuberculose réunis.

Alors, où et comment trouver des raisons d'espérer ? Si demain, sa femme, son mari ou simplement un ami proche est touché par le cancer, comment pouvoir se dire qu'il existe de véritables raisons de s'en sortir ?

Ces raisons existent.

Près de 80 % des enfants atteints de cancer guérissent. Presque autant de femmes atteintes de cancer du sein et soignées avec les traitements les plus modernes guériront aussi. Il existe des cancers pour lesquels le taux de guérison atteint presque 100 %, comme les cancers du testicule ou certains cancers des ganglions.

D'autres encore, même s'ils ne guérissent pas, se sont simplement transformés en maladie chronique, un peu comme le diabète ou l'hypertension artérielle et, sous condition d'un traitement quotidien, permettent une vie normale.

Oui, tout ceci est vrai.

Mais encore faut-il avoir la chance de ne connaître qu'un parcours réussi, du début de la maladie jusqu'au moment où, guéri ou en rémission, l'on essaie de retrouver une vie normale.

Une démarche diagnostique rapide, efficace, logique avec une annonce empreinte d'humanité. Une décision thérapeutique concertée entre tous ceux qui auront à intervenir – chirurgien, oncologue, radiothérapeute, spécialistes d'organe… – faisant appel aux meilleures pratiques médicales, aux médicaments les plus modernes.

Avoir la chance d'être informé de ses droits, de l'existence de toutes ces aides qu'un patient ou sa famille peut revendiquer afin de rendre ce parcours moins douloureux.

Enfin, savoir comment mieux se réinsérer dans la société, dans le monde du travail, alors même que tous semblent vous regarder comme un véritable étranger.

Car, malheureusement, l'expérience montre que ces parcours, avant, pendant et après le cancer sont complexes et dangereux. Qu'une erreur d'aiguillage peut entraîner de véritables pertes de chances. Que les délais d'attente pour avoir un scanner ou une IRM varient de un à dix ou que près de 5 % des mammographies réalisées, en dehors du dépistage organisé, peuvent passer à côté de petits cancers du sein.

Très peu de personnes utilisent tous les dispositifs d'aides financières que l'État français a mis en place, tout simplement parce que la plupart des patients en ignorent l'existence et qu'il est souvent difficile de trouver l'information que l'on cherche dans ce domaine.

Voilà pourquoi nous avons voulu réaliser cet ouvrage. En entrant dans le monde du cancer, ce guide vous orientera à chaque instant, il vous informera simplement, clairement sur tous les aspects des épreuves que vous allez rencontrer et vous aidera, nous l'espérons en tout cas, à mieux vous en sortir.

Le parcours du patient atteint d'un cancer

I – Diagnostic

- Alerte, signes, autopalpation, etc.
- Consultation d'interrogation initiale.
- Examens diagnostiques (radiologie, biopsie, histologie).
- Pose du diagnostic.
- Consultation pour l'*annonce de diagnostic* avec une personne de confiance.

II – Choix du schéma thérapeutique

- Réunion de concertation pluridisciplinaire (RCP) entre médecins.
- Information du patient sur les traitements choisis et sollicitation de sa « participation ».
- Information du médecin traitant et des médecins spécialistes impliqués non présents à la réunion de concertation pluridisciplinaire.
- Information et engagement de l'entourage, adhésion à un groupe de paroles.

III – Prise en charge en réseau

- Formalisation de l'organisation des intervenants : co-interventions médicales et sociales, dossier de liaison entre intervenants accessible au patient.
- Projet de vie sociale : droits à faire valoir dans le monde professionnel, allocations accessibles selon la situation sociale, etc.

IV – Entrée dans le traitement

- Étapes successives et actes concomitants.
- Droits à faire valoir (traitement de la douleur, prise en charge financière à 100 % à faire valoir depuis juillet 2000 sur des dépenses complémentaires telles que les nutriments oraux, etc.).
- Soutien psychologique dans le cours du traitement.
- Suivi du traitement, aides d'appoint (non médicales telles que soutien psychologique, soins esthétiques, conseils nutritionnels, kinésithérapie, etc.).

V – Fin du traitement

- Calendrier des rendez-vous de contrôle avec le médecin référent.
- Mise en place des relais sociaux et d'éventuels soins de suivi à domicile.
- Réinsertion professionnelle et sociale : droits et aides à faire valoir.

L'annonce du diagnostic

« Je souhaiterais que s'occupe de moi quelqu'un qui serait un peu médecin, un peu psychologue. »

« J'ai eu la "chance", moi, d'être devant le médecin et accompagnée, lors de l'annonce ; une de mes amies a appris son cancer sur son répondeur !... »

Faire face au choc psychologique

Le cancer est l'une des maladies qui rend le plus dramatique le passage du monde des bien portants à celui des malades, du fait de tous les fantasmes et cauchemars que cette pathologie véhicule dans l'inconscient collectif depuis que le mot « tumeur » existe. Mais cela aussi est en train de changer, grâce à l'information plus ouverte et plus positive qui circule : aujourd'hui, on peut « guérir » de nombreux cancers ou même, sans parler de « guérison définitive », bénéficier de rémissions très durables (20 ans, 30 ans et plus)…

L'irruption d'un cancer dans la vie fait souvent l'effet d'un tremblement de terre ! Quel que soit l'âge, quelle que soit la gravité de la maladie et quelle que soit la manière dont cette information est donnée, si vous apprenez ce diagnostic, vous aurez l'impression de passer brutalement de la terre ferme au vide absolu, de l'ordre au chaos.

Ce changement brusque bouleverse tout d'un coup le quotidien, les projets à court et moyen terme et, plus généralement, la capacité et la manière d'envisager sa vie.

La sidération

« Je m'y attendais, mais lorsque mon médecin m'a dit que les cellules étaient cancéreuses, j'ai eu envie de hurler et de sortir en courant de sa salle de consultation… comme si je voulais m'éloigner de ce qu'il était en train de me dire. »

« Quand on est bien portant, on ne peut pas imaginer le désastre cataclysmique que peut causer l'annonce d'un cancer ; on croit savoir, mais on ne sait pas, même quand on est un proche ou un professionnel de santé. »

« Comment voulez-vous que je comprenne ce que je n'ai pas envie d'apprendre ? C'est comme si l'on vous jetait dans l'arène aux lions en vous disant de vous battre, alors que vous ne voulez même pas entendre parler de combat ! »

Dans un premier temps, vous êtes sous le choc, comme sidéré. Vous êtes perdu, vous n'écoutez plus ce que l'on vous dit et vous n'entendez ni les informations ni les encouragements transmis. Cet état est connu et il est, le plus souvent, transitoire.

Vous pouvez peut-être avoir envie de crier, de pleurer, ou de hurler votre colère… vous en avez le droit !

Dans ces circonstances, la manière de le dire peut être, psychologiquement pour le patient, aussi importante que ce qu'on dit, et il ne faut pas croire que les écrits soient, sur ce point, une façon d'éviter la parole : il a été donné d'observer que, du point de vue du patient sous le choc, les paroles échangées à ce moment-là sont plus fortes que les écrits, en terme de retentissement émotionnel. Ce n'est qu'après le passage de l'émotion extrême suscitée par l'annonce, que les écrits jouent leur rôle de complément utile d'indication et d'information.

L'annonce[1] dans des conditions dignes

« Le malade doit être informé du diagnostic par le médecin, dans des conditions qui respectent son intimité et son désir de confidentialité, en aucun cas par téléphone ou par fax, et pas non plus par une tierce personne, qu'il s'agisse d'un soignant ou d'un membre de l'entourage du patient. [...] Si le malade ne souhaite pas être informé, le médecin respecte son refus. »

Prendre
le temps de comprendre

La première chose à faire est de prendre le temps de comprendre ce qui se passe en vous. Ce temps d'introspection est très important car il permet de construire la base, même fragile au départ, sur laquelle vous allez pouvoir vous reconstruire après le choc énorme que vous avez subi qui a fait exploser l'ordre établi et vos repères de vie. Or, il vous faut pourtant garder de l'énergie pour agir : des décisions importantes doivent être prises, même si, dans la majorité des cas, la précipitation n'est pas nécessaire. Il est tout à fait possible de se donner du temps et, avec lui, les moyens de digérer la nouvelle, de déchiffrer ses émotions et de décider de réagir.

---

1. Recommandation du Plan cancer. Celui-ci a permis la mise en place, en 2006, d'une consultation d'annonce avec soutien psychologique pour tous les nouveaux patients atteints de cancer : c'est ce qu'on appelle « le dispositif d'annonce », qui exclut, par définition, toute annonce indirecte et indigne, par exemple par fax, sur répondeur téléphonique, par SMS, par e-mail ou même par une secrétaire médicale.

Quoi qu'il en soit, il ne faut pas hésiter à demander de l'aide : on peut alors se tourner vers des professionnels ou bien vers une personne de confiance.

Choisir une personne de confiance

La présence d'une « personne de confiance » est possible au cours de la consultation parce qu'il vaut mieux, parfois, être deux que tout seul, pour comprendre, mais aussi tout simplement « accuser le coup ». L'observation du comportement des personnes atteintes d'une maladie telle que le cancer démontre, en effet, l'utilité de l'existence d'une « personne témoin », aux côtés de la personne malade, qui puisse recevoir l'information avec un point de vue complémentaire et une distance affective différente, une émotivité moins violente.

Cette personne accompagnante se charge, en accord avec le malade et uniquement dans les limites fixées par lui (à qui peut-on dire ou ne pas dire ? etc.), de retranscrire ce qui a été dit au malade et qu'il a pu oublier en partie. Elle peut faire des recherches d'informations à sa place, accomplir pour lui des démarches par délégation, répondre aux sollicitations, etc. Le médecin ne peut s'opposer à la volonté du malade d'être accompagné d'une personne de confiance.

Ne pas laisser les personnes malades dans l'isolement :

■ La personne malade d'un cancer est le plus souvent « sidérée » par l'annonce de la maladie, et cette « sidération », qui lui fait « baisser le rideau » d'un seul coup, la rend sourde, l'empêche de comprendre ce que le médecin déclare après l'annonce. La personne de confiance peut alors entendre le médecin et restituer ses conseils ou son commentaire lorsque la consultation sera terminée.

■ La personne atteinte d'une maladie grave comme un cancer est parfois envahie d'une telle émotion que les informations apportées par le médecin ou les autres soignants s'emmêlent et deviennent incohérentes lorsque la mémoire cherche à les reconstituer : la personne de confiance est, là encore, à même de reconstruire le puzzle avec le malade.

Une personne très préoccupée, très inquiète, très angoissée, comme peut l'être une personne découvrant que sa maladie est grave, a du mal à retenir son attention sur un même sujet plus de quelques minutes (trois à sept selon l'intensité de la concentration demandée).

Partager la nouvelle avec mes proches

« Les gens se sentent seuls parce qu'ils construisent des murs plutôt que des ponts. »

Kathleen NORRIS.

« Dans ma tête, tout était mélangé, je ne savais pas très bien ce que signifiait, pour elle, ce cancer du sein, peut-être c'était une crise majeure pour notre couple, peut-être juste une épreuve transitoire. Mais j'avais surtout envie de la serrer très fort dans mes bras. »

Parfois, dans un premier temps, ce n'est pas avec les plus proches qu'il semble le plus facile de « craquer » :

– ils peuvent également être sous le choc de l'annonce, et ce n'est pas utile de les affecter davantage,

– ils ne sont pas encore informés du diagnostic et il n'est pas forcément nécessaire de leur en parler dans l'immédiat.

Lorsque l'idée d'être atteint d'un cancer est acceptée, quel que soit le temps passé, le moment de partager cette nouvelle avec l'entourage vient plus aisément.

Recevoir une mauvaise nouvelle n'est pas facile, l'annoncer est parfois aussi difficile, notamment lorsque l'on sait que cela peut entraîner de fortes réactions émotives, du conjoint par exemple, ou lorsque la personne à qui l'on doit parler est plus sensible, enfant ou personne âgée par exemple.

Si l'on hésite à en parler, il faut se poser cette question : « Si c'était lui – ou elle – qui était malade, est-ce que je voudrais le savoir ? »

Pourquoi en parler à mes proches ?

Cela peut permettre de :
– se libérer d'un poids émotionnel,
– partager ses sensations et ses émotions,
– renforcer ses sources d'espoir,
– trouver les meilleurs soins,
– déléguer certaines tâches quotidiennes.

Partager une grande détresse l'atténue ; même en pleurant ensemble, on se sent sans doute mieux après. Par ailleurs il ne faut pas oublier que les proches peuvent être utiles non seulement au niveau du soutien affectif mais aussi d'un point de vue pratique : prendre en main certaines des charges quotidiennes, aider à trouver le lieu de soin le plus adapté et, s'ils connaissent bien le malade, c'est eux qui trouveront les meilleurs mots pour construire son espoir.

Néanmoins parler à certains proches peut être une épreuve supplémentaire que le malade ne souhaite pas affronter. Il peut alors compter sur une « personne de confiance » pour le faire à sa place. Celle-ci peut être celle avec qui il s'autorise à tout partager, les émotions comme les informations. Ce peut être aussi un médecin, celui qui a fait l'annonce du cancer, le médecin généraliste ou tout autre médecin de son choix. Le malade peut décider d'être ou de ne pas être présent à cet entretien.

À retenir

La personne malade qui s'oppose à l'information de l'entourage doit le faire savoir. C'est son droit le plus strict.

Vais-je guérir ?
La recherche d'informations

Vraisemblablement personne ne peut répondre avec certitude à cette question. Inutile de chercher dans les livres, sur internet ou dans l'expérience des autres, une réponse universelle à une question aussi personnelle : votre cas est unique !

Très fréquemment, l'annonce du diagnostic (ou de la probabilité de diagnostic) est suivie par une période, de durée variable, d'examens complémentaires et d'attente de résultats.

Cette période est difficile à vivre, car une fois effacé le choc de l'annonce, on souhaite commencer son traitement le plus vite possible. Les urgences sont cependant exceptionnelles en matière de cancers et les médecins doivent avoir le maximum d'informations sur la maladie afin de proposer le traitement le plus « ciblé » et le plus personnalisé possible.

Quels cancers
doivent être traités en urgence ?

Pour les types de cancers suivants, le traitement par chimiothérapie doit commencer immédiatement :
– leucémie aiguë,
– certains lymphomes dont le lymphome de Burkitt,
– certains cancers du testicule s'ils sont métastatiques,
– le cancer du sein dit « inflammatoire ».

La recherche d'informations peut s'avérer très utile dès lors qu'il s'agit bien d'informations à l'usage des patients et de leurs proches et non d'indications à l'usage de professionnels, que le non-professionnel peut avoir du mal à comprendre correctement, faute de formation.

Il est vrai que certaines personnes malades, à force de renseignements et de recherches, semblent ou croient avoir acquis la compétence d'un professionnel de santé, mais elles doivent aussi, alors, se méfier de leurs propres interprétations, qui sont parfois des raccourcis hasardeux.

Mais cela ne vous interdit pas de vérifier que tout est mis en œuvre, dans la mesure des contraintes technologiques (parfois, certains examens de pointe comme l'imagerie par résonance magnétique [IRM] ou le Pet-Scan peuvent prendre encore 3 semaines ou plus, en France), pour perdre le moins de temps possible...

Des guides d'information et de dialogue, les SOR[1]

Ces guides ont pour objectif d'aider les patients et leurs proches à mieux comprendre la maladie, ses traitements, ses conséquences sociales pour celui qui est malade et pour ses proches (par exemple, les démarches à effectuer quand on est malade d'un cancer). Sans remplacer la relation individuelle et personnelle établie avec le médecin, ils sont là pour faciliter le dialogue entre le patient et le médecin. Ils apportent quantité d'informations précises et vérifiées sur telle maladie (lymphome, cancer du sein, cancer colorectal, etc.), tel traitement ou telle situation.

Il faut attendre ce que les médecins appellent « la réponse aux traitements », c'est-à-dire la façon dont votre organisme et vos cellules vont réagir aux médicaments, aux rayons, etc. Néanmoins, beaucoup de cancers guérissent. Tous se soignent et, dans certains cas où la maladie ne peut guérir, il y a des traitements qui permettent de la mettre en rémission ou de « vivre avec ».

On pourra donc utilement profiter de cette période dite d'attente pour s'informer sur la maladie.

---

1. Les standards, options et recommandations (SOR) destinés à l'usage des patients sont édités de manière conjointe par les Fédérations de centres et de services spécialisés dans le traitement du cancer et par la Ligue nationale contre le cancer (LNCC).

Parler au médecin

Chaque cancer est unique

Le médecin vous a probablement dit que vous êtes porteur(se) d'« un cancer », ou bien d'« une tumeur » avec des cellules cancéreuses, ou bien d'« une tumeur maligne »… mais il n'a probablement pas dit que vous avez « le cancer ».

> ### Les médecins utilisent des mots différents pour parler du cancer
> - Tumeur maligne, pathologie néoplasique…, c'est un simple synonyme médical.
> - Leucémie, ostéosarcome…, il s'agit d'une précision sur le type de cancer.
> - Votre lésion, des cellules anormales, ce nodule, etc. C'est une manière de parler qui se veut plus douce, mais moins précise.
> - Lorsque vous avez un doute sur le sens d'un mot, demandez à votre médecin de préciser sa pensée.

« Le » cancer n'existe pas sous une seule forme. Il existe une multitude de cancers avec une classification complexe. Au sein d'une même catégorie définie, chaque situation est unique, et l'on doit se méfier de toute comparaison avec des cas qui sont présentés comme similaires. Les maladies cancéreuses sont fréquentes et presque tout individu y est directement ou indirectement confronté, à un moment ou à un autre. La première précaution à prendre est d'éviter d'assimiler son histoire à celle de telle ou telle autre personne que l'on connaît ou dont on a entendu parler !

Certaines personnes veulent « tout savoir » et se faire expliquer en détail ce qui leur arrive, d'autres préfèrent ne pas en savoir trop.

Ces dernières, souvent, se sentent mieux dans une relation de confiance totale avec leur médecin et elles ne souhaitent pas la perturber par un questionnement trop approfondi.

La personne malade pourra d'autant mieux faire face à ce qui lui arrive qu'elle aura été informée de ce qui va se passer, notamment par ceux qui en ont une expérience importante.

L'équipe médicale est la plus appropriée pour délivrer les informations adéquates, d'autant qu'elle pourra parler de chaque situation particulière. Dans des moments aussi délicats, il est possible de perdre un peu ses moyens lors des consultations. Il ne faut pas hésiter à préparer à l'avance une liste de questions. Si l'on a des difficultés à parler à l'un des médecins (soit qu'il intimide soit qu'il ne soit pas bavard), on peut essayer d'en trouver un autre à qui poser ces questions, le médecin généraliste par exemple.

Consulter mon médecin traitant

« Le malade [...] doit devenir le maître d'œuvre de sa guérison, pour cela il faut mettre à sa disposition tous les moyens possibles. »

« Il faut connaître son ennemi pour mieux le combattre. Le cancer est une guerre [...] et, comme dans toutes les guerres, il y a des répits, des revers, des victoires et des défaites. »

Parole de médecin.

➤ *Il m'accompagnera tout au long de ma maladie*

C'est peut-être un médecin spécialiste qui a fait le diagnostic de cancer, il vous faut donc consulter votre médecin généraliste. Il est à la fois le relais avec le centre de cancérologie, celui qui vous connaît et qui sera près de vous au quotidien pour adapter tous les traitements. C'est lui qui pourra réexpliquer les multiples informations reçues. Elles sont complexes, il ne faut donc pas s'étonner de devoir en reparler et se faire préciser plusieurs fois certains détails scientifiques ou pratiques.

Qu'est-ce que le « médecin traitant » ?

Depuis le 1er janvier 2006, chaque patient « adulte » (âgé de 16 ans au moins et/ou n'étant plus suivi par un pédiatre), doit choisir un « médecin traitant », c'est-à-dire un médecin qui le suit et l'oriente vers les spécialistes si cela est nécessaire. Il est, la plupart du temps, médecin généraliste, mais il peut être celui qui vous a prescrit les examens de dépistage ou celui qui vous a annoncé votre cancer. Il est en relation constante avec votre médecin cancérologue et vous assiste pour tout ce qui accompagne et entoure le traitement (aides et soins à domicile, etc.). C'est lui qui fait la déclaration d'Affection de longue maladie à votre caisse d'assurance-maladie.

Il pourra également avoir un rôle de soutien auprès du malade et des différents membres de la famille.

Il est conseillé d'inclure le médecin traitant dans la prise en charge dès le début de la maladie, et de le voir rapidement même si, à ce moment-là, le besoin ne s'en fait pas sentir.

Les médecins généralistes sont parfois exclus du suivi de la maladie cancéreuse, parce que les patients ont oublié de les prévenir, ou de donner leur nom au cancérologue, ou parfois parce que certains patients estiment qu'ils ont failli dans leur fonction, notamment en ne dépistant pas la maladie assez tôt. Le plus souvent, il n'y a aucune erreur médicale, mais cela peut quand même entamer la confiance.

À cela, deux solutions de « sortie de crise » :

– soit en parler franchement avec lui afin de repartir sur des bases saines,

– soit changer de médecin généraliste.

Ce même principe vaut pour les médecins spécialistes avec lesquels vous devez être en confiance suffisante pour participer activement à vos traitements.

➤ *Mon dossier médical*

Vos médecins ont chacun leur dossier médical sur vous, mais vous avez aussi, ou vous allez avoir, votre propre dossier appelé Dossier médical personnel ou DMP. C'est votre médecin qui va composer votre DMP. Il réunit les principales informations personnelles sur le « parcours de soins » de chacun, un peu à la manière du « carnet de santé » ouvert pour chaque enfant de la naissance à la préadolescence. Sa création est prévue dans la réforme de l'assurance-maladie de 2004 (voir annexes) pour chaque assuré social.

Le Dossier médical personnel (DMP)

C'est un dossier informatisé et transmis par voie électronique sur internet. Il est votre propriété exclusive et seulement accessible, si vous en êtes d'accord, avec votre mot de passe. Il permet, par exemple, à votre médecin traitant de savoir immédiatement où vous en êtes de votre situation de santé, et de connaître les autres médecins qui s'occupent de vous.

Dans le cas du cancer, vous pouvez avoir besoin de ne pas informer tout le monde de votre situation de santé : vous avez le droit de masquer provisoirement des informations, dans votre DMP, sans le dire aux médecins que vous voyez et qui le lisent. Cette mesure peut être notamment utile pour vous protéger contre la curiosité des médecins de compagnies d'assurances ou de mutuelles, des médecins du travail ou de votre banquier. Mais mieux vaut, pour vous-même, que ce masquage ne trompe pas le médecin qui vous soigne, car c'est vous qui seriez alors seul responsable.

Le Dossier communicant en cancerologie (DCC)

Les médecins qui vous soignent créent pour vous un Dossier communicant en cancérologie (DCC) qui leur sert à mieux organiser leurs actions vous concernant durant tout le temps de votre parcours de soins : ce dossier a d'abord pour but de ne pas vous faire perdre de temps entre les différentes étapes et de mieux coordonner tous les soins qui doivent vous être apportés. La synthèse de ce DCC est appelée, ensuite, à figurer dans votre DMP, mais le DCC est d'abord un dossier pour les professionnels de santé.

Prendre un second avis

« Après maints examens, le médecin s'est prononcé : cancer généralisé. Mon mari refusant de s'en tenir à ce premier avis m'a fait transférer dans un service parisien. Le cancérologue diagnostique un cancer de la moelle osseuse et nous redonne espoir. Aujourd'hui la situation est stabilisée, je continue à prendre une chimiothérapie par voie orale, je suis confiante. »

DANIELLE, 53 ans.

Il faut que vous ayez confiance en votre médecin et dans le lieu de soins que vous avez choisi. Aussi, mieux vaut se renseigner auprès d'une autre source médicale que se laisser habiter par le doute une fois l'entrée dans le traitement effectuée. Il peut être rassurant d'avoir un second avis pour constater, le plus souvent, que le même traitement est proposé dans deux lieux différents.

En cancérologie, le recours à un second avis est une pratique courante. Les médecins y sont habitués, et la personne malade doit savoir qu'en recourant au second avis, elle ne prend pas le risque d'être, par la suite, moins bien suivie si sa décision finale est de rester avec le médecin initial.

Un second avis ne peut se faire sans dossier complet et il faut s'assurer que la première équipe ou le médecin généraliste a bien transmis toutes les informations médicales disponibles. Il peut être obtenu soit :

– par une seconde consultation, avec la possibilité de rencontrer un nouveau médecin et de juger des relations que l'on peut établir avec lui,

– soit par un avis sur dossier, sans s'astreindre à un nouveau déplacement avec attente, ouverture de dossier, etc. Dans ce dernier cas, nous conseillons de recourir à l'intermédiaire d'un médecin (généraliste ou spécialiste), afin qu'il puisse aider à déchiffrer la réponse, les médecins ayant la fâcheuse tendance à s'exprimer dans un langage technique.

Une aide psychologique

Une aide psychologique peut être très utile dès le début de la maladie et la plupart des centres spécialisés proposent spontanément à la personne malade, dès l'annonce du diagnostic, de recourir aux conseils d'un psychologue, d'un psycho-oncologue ou d'un oncopsychiatre appartenant à l'équipe de soins ou en relation permanente avec elle. Vous pouvez bénéficier d'une consultation d'annonce (du diagnostic) qui prévoit notamment un ou plusieurs entretiens avec un psychologue.

La consultation d'annonce

Elle aborde trois aspects :
– l'annonce du diagnostic de la maladie,
– la stratégie thérapeutique, le programme personnalisé de soins et la proposition d'un soutien psychologique,
– les conditions de prise en charge du traitement, la mise à disposition d'une équipe soignante, l'information du médecin traitant et l'inscription dans un réseau de soins.

Le nombre de consultations de psychologie disponible est de plus en plus important. La plupart des centres spécialisés (sinon tous) mettent à la disposition des patients *qui le réclament* (faites donc connaître votre demande !) un service d'accompagnement psychologique (consultations individuelles, réunions de groupes de paroles, rencontres périodiques avec des associations, etc.).

Ce que je suis en droit d'attendre de mon médecin

– *J'attends une relation digne.* Chaque médecin prend le temps d'une écoute attentive et d'un dialogue prolongé, attentif à la souffrance psychique et à l'environnement social de ses malades.

– *J'attends de la compétence.* Chaque médecin se forme en permanence et accepte d'être évalué par d'autres que lui-même.

– *J'attends de l'écoute.* Chaque médecin se soucie de m'informer en respectant ma volonté d'en savoir plus ou de ne pas savoir, ou de ne rien en faire savoir à mon entourage. Il ne décide pas d'avance de ce qui convient psychologiquement à tous ses patients. Il s'assure que j'ai bien compris ce qu'il me dit, ce qui conditionne un niveau de participation active au traitement.

– *J'attends de la compréhension.* Chaque médecin se préoccupe, aussi, de ma vie quotidienne et pas seulement de ma maladie.

– *J'attends de la concertation.* Chaque médecin prend les décisions médicales me concernant avec l'avis des autres spécialistes et jamais tout seul.

– *J'attends de l'information.* Chaque médecin doit vous informer des différentes façons d'entrer et d'évoluer dans le système de soins.

QUESTIONS À POSER AU MÉDECIN

Avant la consultation

■ Puis-je venir accompagné(e) d'une personne de confiance ?

Lors de la consultation d'annonce

■ Où est situé ce cancer ?
■ Est-ce la localisation primitive de ce cancer ?
■ Est-ce que les ganglions sont envahis ?
■ Y a-t-il d'autres localisations, des métastases ?
■ Pouvez-vous m'adresser à quelqu'un qui puisse m'aider à supporter cette nouvelle ?
■ Pour l'instant, j'ai du mal à tout comprendre. J'aurai sans doute d'autres questions, quand peut-on se revoir ?
■ À quelle fréquence vous verrai-je ?
■ Est-ce que cela vous choque si je demande un second avis ?

Au cours des consultations suivantes

■ Y a-t-il un numéro de téléphone d'où je puisse appeler en cas de problème ?
■ Avez-vous un service d'urgence ?
■ En cas de problème, où dois-je m'adresser ?
■ Combien cela va-t-il me coûter ?
■ En cas de besoin, pourrez-vous m'adresser à un médecin de la douleur, à un psychologue, à un service social ?
■ Si ce n'est pas un oncologue médical ou un oncologue radiothérapeute : y a-t-il beaucoup de malades atteints de cancer parmi vos patients ? Avez-vous une compétence en cancérologie reconnue par l'ordre des médecins (DESC) ?
■ Comment allez-vous procéder pour prendre votre décision ? Allez-vous prendre l'avis d'autres spécialistes ? Participez-vous à des réunions de concertation multidisciplinaires ?
■ Mon dossier va-t-il être (ou a-t-il été) examiné par plusieurs médecins ? Si non, pourquoi ?
■ Serez-vous le médecin qui suivra mon traitement de bout en bout ou seulement pendant une partie de mon parcours de soins ?
■ Y a-t-il un psychologue accessible, dans votre établissement ? Est-il prévu que je puisse le rencontrer ?

- À quelle association de malades, quel groupe de paroles puis-je m'adresser pour avoir plus d'informations et échanger ?
- Comment ferez-vous, si je décide de ne rien en dire (ou de tout dire) à mon entourage ?
- Quelles informations allez-vous transmettre à mon médecin généraliste, à mon employeur, à la Sécurité sociale ?
- Comment est organisée la cancérologie dans votre établissement ? Pouvez-vous regrouper les examens pour m'éviter des déplacements ?
- Y a-t-il une assistante sociale, une diététicienne, un service d'HAD accessible, dans votre établissement ? Est-il prévu que je puisse les rencontrer ?

Choisir mon lieu de soins

Entre le moment du diagnostic et le début du traitement, il est probable qu'un certain temps s'écoule, de 2 à 4 semaines en moyenne. Ce temps peut être utilisé pour mieux comprendre la maladie mais aussi pour se renseigner sur le lieu de soins le plus approprié.

D'une manière générale, il est probable que le médecin qui vous a annoncé votre diagnostic, vous a proposé un lieu de soins avec une équipe reconnue et expérimentée. Faire confiance à la filière proposée n'empêche pas de s'informer sur les autres possibilités dans le secteur public ou le secteur privé.

Une offre de soins spécialisés est accessible dans toute la France

Les lieux les plus appropriés sont ceux qui détiennent une expertise reconnue, soit directement, soit à travers un lien permanent avec des centres référents. C'est ce maillage des relations entre tous les services qui prennent en charge un malade atteint de cancer, quels que soient l'établissement et les équipes les plus spécialisées du domaine, qui permet d'offrir, aujourd'hui, au plus grand nombre de malades, les mêmes possibilités d'accès aux mêmes soins de pointe avec le moins de « perte de chances » possible.

■ À retenir

Pour favoriser une « offre de soins » optimale, des Pôles régionaux de cancérologie, des Cancéropôles de recherche, des Réseaux de cancérologie et des Centres de coordination en cancérologie sont mis en place dans toute la France.

➤ *Les lieux de soins*

Il existe en France :

■ 31 Centres hospitaliers régionaux et/ou universitaires (CHR-U).

■ 20 centres de lutte contre le cancer (www.fnclcc.fr).

■ Environ 80 cliniques privées ayant une activité en cancérologie.

■ Plus de 1 000 établissements publics ou PSPH[1] ayant une activité ponctuelle ou régulière en cancérologie (en relation avec des centres spécialisés).

---

1. PSPH : Participant au service public hospitalier, c'est-à-dire sans but lucratif.

- 31 services d'oncopédiatrie.
- Plus de 5 000 places d'Hospitalisation à domicile (HAD) dans une soixantaine de départements (objectif : 8 000 en 2008).
- Environ 100 réseaux de soins en cancérologie (données 2004), au niveau du « territoire de santé » ou de la région.
- Quelque 1 100 médecins spécialisés exclusivement en cancérologie : oncologues médicaux ou oncologues radiothérapeutes.
- Plus de 2 000 médecins spécialistes ou chirurgiens titulaires d'un DESC en cancérologie (diplôme de compétence reconnu par l'ordre des médecins).

On comprend ainsi qu'il est parfois difficile de s'orienter.

S'informer

Il ne faut pas hésiter à recueillir toutes les informations disponibles dans les centres spécialisés. La plupart éditent des fascicules ou des petites brochures sur la maladie mais aussi sur l'organisation du centre et la manière de « naviguer » en son sein quand on est pris en charge.

➤ Les réseaux de soins

Le traitement est parfois long et il faut se sentir en confiance avec l'équipe soignante.

Une alternative, dans le cadre des réseaux de soins, apparaît de plus en plus souvent : la prise en charge conjointe entre un centre dit de référence et un centre dit de proximité.

Cela signifie que l'on peut consulter un médecin hautement spécialisé dans la maladie à tous les moments de décisions délicates et que les traitements décidés sont pratiqués par un centre plus « généraliste ». Cela permet d'allier le côté pratique et chaleureux d'une structure de proximité et la rigueur technique de certains grands centres.

➤ *Les enfants, les adolescents, les personnes âgées*

La prise en charge des enfants atteints d'un cancer est spécifique. On dénombre une trentaine de services d'oncopédiatrie en France, renseignez-vous auprès de votre médecin.

Les adolescents, qui représentent 750 nouveaux cas par an, sont, le plus souvent, pris en charge dans des services d'adultes, voire de personnes âgées. Des mesures sont en cours pour tenir compte de la spécificité culturelle et affective des 15-19 ans. Certains services hospitaliers apportent des aménagements adaptés, « coins jeunes », équipement informatique, etc.

Les personnes âgées de plus de 75 ans font progressivement l'objet d'études spécifiques, afin d'adapter leur prise en charge. L'accès aux médicaments innovants et aux essais cliniques devrait à l'avenir s'ouvrir plus largement pour elles.

Y a-t-il des traitements meilleurs que d'autres ?

> « Les médecins m'expliquent très régulièrement et d'une manière très précise, pourquoi et comment ils décident de me faire suivre tel ou tel traitement. C'est en grande partie grâce à ce rapport de confiance que je reste optimiste et que je garde l'énergie dont j'ai grandement besoin pour envisager la guérison. »
>
> GINETTE, 75 ans.

➤ *La garantie d'être bien soigné : la réunion de concertation pluridisciplinaire*

Dans la prise en charge des cancers, des réunions avec plusieurs médecins de différentes spécialités permettent l'étude de votre cas[1] :

– ils se concertent lors de la décision diagnostique et thérapeutique ou pendant votre parcours si une nouvelle décision doit être prise,

– ils coordonnent leurs actions pour que vous ne viviez pas de rupture dans le parcours de soins, entre les traitements, entre l'hôpital et le domicile, etc.

Ces médecins sont des cancérologues : chirurgien, radiothérapeute, anatomopathologiste qui fait l'étude des tissus, le médecin spécialiste d'organe (urologue, gynécologue, pneumologue, gastroentérologue, dermatologue, etc.). Le médecin traitant peut y participer pour la prise de relais du suivi au domicile du patient.

---

1. C'est ce qu'on appelle une Réunion de concertation pluridisciplinaire (RCP). Dans beaucoup de régions en France, la cancérologie s'est organisée en « réseaux » qui se répartissent les prises en charge des patients et assurent à chacun d'être traité selon les mêmes références. La concertation pluridisciplinaire est obligatoire au sein des réseaux. Renseignez-vous auprès de votre médecin référent, si vous n'avez pas d'informations à ce sujet.

Une concertation pluridisciplinaire est un élément clé de la modernisation en cours du système de santé. De plus, elle permet de raccourcir le délai entre la confirmation du diagnostic et l'entrée dans le processus des traitements.

➤ *Les traitements standard comme garantie de qualité*

L'évaluation de l'efficacité démontrée des différents traitements a permis d'identifier des normes, des règles, des « standards médicaux ». La communauté scientifique des cancérologues a mis au point, depuis les années 1990, des Standards, options et recommandations (SOR) médicaux qui ont obtenu le consensus des centres les plus spécialisés [1]. Certains sont mondialement reconnus. Ils sont une aide précieuse à la décision thérapeutique. Il ne faut donc pas avoir d'appréhension négative si le médecin vous propose un « traitement standard ». Dans la majorité des cas, il n'est donc pas nécessaire de traverser la France ou l'Atlantique pour recevoir les meilleurs traitements. Les protocoles de soins sont les mêmes sur tout le territoire. Une version expliquée au public de ces SOR existe pour plusieurs cancers dont le cancer du sein.

Quelques cancers aux traitements standard

– Les cancers du sein et les cancers gynécologiques.
– Les cancers broncho-pulmonaires.
– Les cancers digestifs.

---

1. Ces documents sont disponibles auprès de la Fédération nationale des centres de lutte contre le cancer (www.fnclcc.fr).

■ À retenir

Le système de soins français permet à tous de recevoir un traitement de qualité à proximité de son domicile et c'est une chance dont nous devons prendre conscience.

➤ *Les traitements particuliers à certains cancers*

Cependant, certaines localisations tumorales peuvent être rares et nécessiter des soins très précis qui se font uniquement dans quelques centres très spécialisés.

Quelques cancers aux traitements « très spécialisés »

– Les leucémies aiguës.
– Les tumeurs de l'enfant.
– Les tumeurs oculaires.
– Les tumeurs primitives de l'os.

Sur quels critères me décider ?

« Le diagnostic posé, le choc de l'annonce passé, le malade entre dans un processus thérapeutique. L'information devient alors une donnée essentielle pour lui permettre de se prendre en charge à tous les stades et à tous les niveaux de sa maladie. »

Parole de médecin.

En dehors de critères médicaux, d'autres facteurs interviennent pour choisir votre lieu de soins et vous aider à prendre une décision. Le choix vous revient dans le système des soins français, ce qui n'est pas le cas dans tous les pays. Il faut, en effet, penser à l'organisation matérielle pour que la prise en charge soit compatible avec une bonne qualité de vie et une grande sécurité.

➤ *La distance de mon domicile*

Qu'il y ait ou non un traitement chirurgical initial, le traitement du cancer repose souvent sur des soins de chimiothérapie et/ou de radiothérapie qui sont longs et répétitifs.

Le choix d'un lieu de soins le plus proche du domicile et facilement accessible s'impose. Un trajet peut parfois s'avérer insupportable lorsqu'il faut le faire plusieurs fois par semaine.

➤ *La présence de services annexes*

Les traitements anticancéreux ont des effets secondaires. L'institution doit être en mesure de proposer les services nécessaires : soutien psychologique, traitement de la douleur, service social...

La maladie elle-même peut évoluer et il faut être assuré d'avoir une réponse rapide à un problème de santé imprévu, quels que soient le jour et l'heure de sa survenue. La plupart des structures publiques ont à leur disposition un service d'urgence. Ce n'est pas toujours le cas et il faut alors s'assurer qu'il existe une organisation avec d'autres établissements pour répondre à des situations inattendues.

➤ *Ma relation avec l'équipe médicale*

Il faut se sentir en confiance avec l'équipe qui vous prend en charge et en particulier avec le médecin. Il vaut mieux aussi que les relations avec les soignants soient chaleureuses

Après avoir éliminé la plupart des difficultés, le choix reposera aussi beaucoup sur des appréciations subjectives.

Les questions d'argent

➤ *La prise en charge à 100 %*

Les cancers sont pris en charge à 100 % par la Sécurité sociale. Cela signifie que vous n'avez rien à payer dès que la maladie est déclarée à votre centre et que vous n'avez même pas à avancer les frais. Le cancer figure parmi les 30 Affections de longue durée (ALD) exonérant du ticket modérateur.

Le ticket modérateur

C'est la part non remboursée par la Sécurité sociale (30 à 70 % en général) qui reste à charge pour l'assuré. Il peut se la faire rembourser par son assurance ou sa mutuelle complémentaire.

Mais attention : les caisses d'assurance-maladie sont très vigilantes sur les conditions de prise en charge des soins qui ne sont pas directement associés à la maladie cancéreuse. Pour ceux-ci vous paierez le ticket modérateur. Votre médecin vous guidera sur ce point et vous expliquera ce qu'est un « protocole de soins ».

➤ *Le dépassement d'honoraires*

Le système de soins français permet, dans certaines conditions, à certains médecins libéraux de demander un dépassement d'honoraires par rapport au tarif conventionné de la Sécurité sociale. Ce dépassement est presque toujours remboursé par la mutuelle ou l'assurance complémentaire privée.

Les chirurgiens et les médecins très spécialisés, même quand ils exercent (en totalité ou en partie) dans un hôpital public ou dans un centre hospitalier à but non lucratif et participant au service public hospitalier, peuvent vous demander des honoraires qui dépassent le tarif conventionné de la Sécurité sociale.

Aussi, quel que soit le médecin spécialiste ou le chirurgien à qui vous confiez votre prise en charge, mieux vaut poser la question sur le montant des honoraires avant la consultation, car cette information peut être utile.

Les Centres de lutte contre le cancer (CLCC) ne pratiquent pas de dépassement d'honoraires.

➤ S'informer sur les droits et les aides matérielles

Dans le milieu du travail, de grandes disparités existent pour les droits à l'emploi et l'indemnisation.

◼ Entre les professionnels du secteur public (fonction publique, fonction publique territoriale, fonction publique hospitalière) et du secteur privé (à but lucratif ou non).

◼ Entre ceux qui relèvent du régime général de l'assurance-maladie (ceux qui cotisent le plus mais pas nécessairement ceux qui sont le plus protégés) et ceux qui appartiennent à des régimes spéciaux ou particuliers (EDF, SNCF, armée, mines, banques, assurances, professions libérales, régime agricole, etc.).

Il faut donc se renseigner très tôt sur la réalité de certains droits que l'on pourrait penser acquis et qui ne le sont pas toujours.

Au-delà des droits de la personne malade, il faut s'informer très tôt sur la totalité du champ des droits professionnels et sociaux de la personne qui va entrer en maladie, ne serait-ce que pour mieux anticiper sur la situation professionnelle et sociale lors de la sortie de la maladie.

Des aides sociales et médico-sociales (voir chapitre 6, page 128) peuvent être attribuées, sous conditions de ressources pour certaines. Il s'agit des aides aux personnes malades à domicile, des aides aux personnes âgées de 60 ans et plus, des aides aux personnes handicapées, des aides aux personnes en situation de précarité.

À qui m'adresser ?

À votre administration, votre employeur, votre assureur.

Si vous souhaitez plus de confidentialité :

– à la Caisse primaire d'assurance-maladie (CPAM) ; elle doit tenir compte de la demande d'un assuré social de faire preuve de la plus grande discrétion possible auprès de ses différents interlocuteurs, y compris l'employeur,

– aux associations d'anciens malades[1], aux associations humanitaires,

– pour les conditions de vie et les aspects sociaux : à la mairie, au département, à la région, à la chambre de commerce et d'industrie…,

– et même au médiateur de la République si vous êtes en litige.

À retenir

Soyez vigilant, prenez soin de vous.

Prenez le temps de comprendre ce qui vous arrive.

Tentez d'analyser vos émotions pour mieux les vivre.

Consultez votre médecin traitant.

Beaucoup de cancers guérissent, tous se soignent.

---

1. Notamment à la Ligue nationale de lutte contre le cancer (www.ligue-asso.fr), qui peut apporter des informations précieuses.

Comprendre ce qui se passe

« Rien n'est plus invincible que ce qui n'existe pas. »

Clément ROSSET, *L'Anti-nature,*
éléments pour une philosophie tragique.

Qu'est-ce qu'un cancer ?

Tous les organes du corps humain sont constitués de cellules. Celles-ci sont seulement visibles au microscope. Lorsqu'elles s'assemblent entre elles pour une fonction donnée, elles forment un tissu, tissu musculaire ou tissu osseux, par exemple.

Les cellules normales contrôlent leur multiplication et se reproduisent en phase de croissance ou pendant l'enfance, par exemple, ou pour remplacer des cellules usées.

Après de multiples modifications, une cellule peut devenir cancéreuse. Elle se multiplie de manière incontrôlée, ce qui induit la formation d'une masse appelée tumeur maligne ou cancer.

Chaque type de cancer est lié au tissu dont provient la cellule cancéreuse, par exemple cancer de la vessie pour une cellule de vessie. Il existe près de 200 tissus dans le corps humain et donc une multitude de cancers différents sont possibles.

Une prolifération anormale de cellules n'ayant pas la capacité à envahir et abîmer les tissus avoisinants peut ne pas être un cancer (fibrome, polype…). Néanmoins, certaines de ces tumeurs dites bénignes peuvent se transformer et devenir cancéreuses plus tard.

Tumeur primitive ou tumeur secondaire ?

Un même organe peut être le siège :
– d'une tumeur primitive : le cancer a commencé dans ce tissu,
– d'une tumeur secondaire : il porte une métastase issue d'un tissu différent et venant d'un autre organe.

Ainsi on traitera différemment un cancer primitif du foie et une métastase du foie d'un cancer du côlon.

Les causes des cancers

« J'ai travaillé pendant longtemps dans une teinturerie. L'inhalation de produits chimiques a sans doute été la cause du sarcome que l'on m'a découvert. J'ai rencontré beaucoup de difficultés pour faire reconnaître mon cancer comme maladie professionnelle, notamment pour l'obtention du certificat de la part du médecin généralite. »

SALIHA, 51 ans.

L'origine des cancers s'explique par la survenue de modifications dans le fonctionnement du matériel génétique au sein des chromosomes. De mauvaises « instructions » sont données pour le bon déroulement de la vie de chaque cellule.

Certains facteurs de risque favorisent la survenue d'un cancer : le vieillissement naturel de chaque cellule, la détérioration d'un gène hérité des parents, une agression extérieure, tabac pour les bronches, soleil pour la peau, rayons X…

Comment
se développe-t-il ?

Certaines tumeurs restent localisées dans leur tissu d'origine. Il s'agit de cancers appelés « cancers *in situ* ».

Le plus souvent, les tumeurs ont tendance à envahir les tissus avoisinants, on les appelle alors tumeurs infiltrantes ou cancers invasifs.

Les tumeurs cancéreuses ont également la possibilité de se propager à distance de l'organe initial par l'intermédiaire des vaisseaux sanguins ou lymphatiques. Les vaisseaux lymphatiques drainent chaque organe et conduisent la lymphe vers des ganglions lymphatiques qui jouent un rôle de « filtres ».

Lorsque des cellules se détachent de la tumeur initiale, les ganglions lymphatiques sont souvent les premiers atteints. Le cancer présente alors un développement locorégional. À un stade plus avancé, les cellules cancéreuses peuvent se propager à d'autres organes du corps pour y former une autre tumeur cancéreuse appelée métastase.

À retenir

Même si le cancer initial a entraîné des métastases à distance, il s'agit toujours d'une seule et même maladie. On ne dit pas que le malade est atteint d'un nouveau cancer, on dit que l'extension de son cancer est plus grande.

Comment faire le diagnostic ?

Certains examens sont effectués pour dépister la maladie, d'autres pour affirmer le diagnostic et d'autres enfin pour en déterminer l'extension.

Le dépistage

La première étape est l'examen clinique effectué par le médecin, palpation des seins chez les femmes, ou toucher rectal chez les hommes après 50 ans à la recherche d'une tuméfaction de la prostate. Certains facteurs de risque, tabac par exemple, ou signe d'alerte, une douleur, une toux, un saignement, orientent vers des examens complémentaires.

Quels examens pour quels cancers ?

– La radiographie standard est très adaptée pour visualiser les poumons, les os, le sein...
– L'échographie est adaptée pour le foie, la prostate, les seins, les ovaires, les reins...
– La fibroscopie est utilisée pour le côlon, le rectum, les bronches, l'œsophage, l'estomac, l'utérus, la gorge...
– Les scanners et IRM sont performants pour le cerveau, l'abdomen, le pelvis, le médiastin...

Les clichés radiologiques simples permettent d'obtenir des images de certains organes à l'aide des rayons X qui traversent le corps. Ils peuvent être complétés par des images d'échographie utilisant les ultrasons.

 Le scanner et l'IRM permettent d'obtenir des images de certains organes (et donc des tumeurs qui pourraient les atteindre) de manière beaucoup plus précise en visualisant le corps en « coupes » transversales ou longitudinales. Le premier utilise lui aussi les rayons X, le second la résonance magnétique.

 Pour certains organes creux (œsophage, bronches, côlon…), on peut effectuer des fibroscopies. Il s'agit d'insérer, sous anesthésie locale ou générale, un tuyau contenant des fibres optiques qui permet une vision directe des tissus et leurs prélèvements.

La France en retard pour la prévention, mais meilleure pour la survie

La mortalité en France pour cause de cancer est supérieure de 20 % environ à la moyenne européenne, en partie du fait du retard accumulé en matière de prévention et de dépistage précoce. Ce retard est en train d'être partiellement comblé, avec la campagne de dépistage généralisé à tous les départements du cancer du sein par mammographie et d'autres types de campagnes concernant le cancer du col de l'utérus, le cancer colorectal, le mélanome.

Le développement, dans les années 2004-2007, de l'accès aux tests de prédisposition génétique, doit permettre aussi d'augmenter le dépistage des cancers.

À l'inverse, les taux de survie à 5 ans sont, en France, au-dessus de la moyenne européenne de 5 à 15 % si on considère le temps de vie après l'entrée dans le système de soins. Ceci pourrait être dû à la qualité de notre dispositif de soins :

– 40 % contre 35 % pour les hommes,

– 60 % contre 50 % pour les femmes,

– 75 % pour les enfants (pas de moyenne européenne disponible).

Affirmer le diagnostic

Le seul moyen d'établir avec certitude un diagnostic de cancer est d'observer une cellule cancéreuse au microscope.

La cytologie correspond à l'observation de cellules isolées et le plus souvent diluées dans un liquide, par exemple des cellules de cancer de vessie dans les urines.

L'histologie permet d'observer l'agencement des cellules entre elles au sein d'un fragment de tissu.

Si la cytologie peut, à elle seule, affirmer la présence d'un cancer, la plupart du temps un examen histologique est nécessaire pour caractériser précisément le type de cancer.

Pour recueillir une histologie, il faut donc effectuer un prélèvement de tissu. Celui-ci peut être extrait lors d'une intervention chirurgicale, ablation d'un polype suspect par exemple, ou par biopsie.

La biopsie

Elle permet de recueillir un « morceau » de tumeur. Elle se fait le plus souvent avec l'aide d'une grosse aiguille, soit à vue, soit guidée par un instrument d'imagerie médicale, surtout lorsqu'il s'agit d'une tumeur située dans la profondeur d'un organe, par exemple une ponction sous échographie d'un nodule du foie.

Les caractéristiques de la tumeur sont recherchées sur le prélèvement histologique :

– pourcentage de cellules en cours de division, ce qui correspond à la tendance évolutive de la tumeur,

– présence ou non de récepteurs hormonaux à la surface des cellules, ce qui est important pour un organe soumis aux variations hormonales, le sein par exemple,

– présence ou non de certains gènes ou anticorps, par exemple dans certaines maladies du sang, ou encore dans certains cancers du sein.

Ces données permettent de mieux anticiper la réponse à certains traitements.

Rechercher une possible extension

Une fois le diagnostic établi, il est important d'évaluer une extension possible de la maladie, au niveau locorégional ou à distance, ce sont les métastases qui touchent des organes différents de celui portant la tumeur.

Le type histologique de la tumeur permet de guider la recherche d'autres localisations secondaires préférentielles. Le plus souvent il s'agit du foie, des poumons et des os.

Les examens radiologiques déjà mentionnés plus haut sont souvent utilisés (radiologie standard, échographie, scanner...), d'autres examens sont aussi utilisés dans ce but, comme par exemple :

■ **La scintigraphie osseuse.** Certains cancers ont une tendance forte à se propager au niveau des os, mais il est difficile de pratiquer des clichés radiologiques de tous les os. La technique de scintigraphie osseuse consiste à injecter au patient un « marqueur radioactif » qui se fixe sur les zones osseuses en remaniement. Les zones d'hyperfixation du marqueur sont alors considérées comme suspectes. Il faut ensuite effectuer des radiologies centrées sur ces zones pour déterminer s'il s'agit d'une métastase ou d'une maladie bénigne (rhumatisme par exemple).

■ **Le dosage des marqueurs tumoraux.** Les cellules fabriquent en permanence des protéines qui sont libérées dans la circulation sanguine et qui peuvent être mesurées par une simple analyse de sang.

Certaines cellules cancéreuses, contrairement aux cellules normales, en produisent de manière spécifique. Lorsque l'on dose ces marqueurs au moment du bilan initial, on évalue le niveau de base de cet indicateur. Le taux ne correspond en aucun cas à la gravité de la maladie mais il peut évoluer avec le nombre de cellules qui sécrètent ces protéines, ce qui reflète l'évolution de la maladie sous traitement. Malgré cette incertitude sur la fiabilité, leur taux est fiable pour le cancer de la prostate.

Quel marqueur pour quelle tumeur ?

Quelques exemples non exhaustifs :
– CA 15 3 : certains cancers du sein.
– CA 19 9 : certains cancers digestifs (pancréas).
– CA 125 : certains cancers de l'ovaire.
– Bêta HCG : certains cancers du testicule.
– ACE : de nombreux cancers de type adénocarcinome.

À retenir

Une tumeur cancéreuse est caractérisée par le type de cellules qui la compose et non par sa localisation.

Le bilan d'une tumeur cancéreuse comporte une étape diagnostique et la recherche d'extension.

L'analyse histologique est indispensable au diagnostic formel de cancer.

Le niveau de marqueurs tumoraux dans le sang ne correspond pas à la gravité de la maladie.

Comment me soigner ?

Les différents traitements

Les traitements de cancérologie reposent habituellement sur une stratégie qui associe plusieurs traitements effectués dans un certain ordre, par exemple chirurgie suivie d'une radiothérapie ou chimiothérapie suivie d'une chirurgie.

L'ordre des traitements

L'ordre dans lequel sont effectués les traitements est très important. Selon la maladie, il n'est pas poursuivi dans la même intention. Il faut distinguer :

– les traitements dits « locaux » qui visent à supprimer la maladie lorsqu'elle est située dans un endroit précis,

– des traitements dits « généraux », ou systémiques, qui cherchent à atteindre le cancer quelle que soit sa localisation dans le corps humain.

➤ *Le traitement local avant le traitement général*

Après un traitement local, on peut effectuer un traitement général, comme une chimiothérapie, afin de prévenir une récidive du cancer dans un organe situé à distance. C'est ce que l'on appelle un *traitement adjuvant*. Il s'agit de traiter d'éventuelles métastases microscopiques qui n'auraient pas pu être repérées lors du bilan d'extension initiale.

Traitement adjuvant dans le cancer du côlon

Lors de l'ablation d'une tumeur du côlon, et même si la chirurgie a été complète, le risque de survenue de métastases au foie est réel si les ganglions proches de la tumeur contiennent des cellules cancéreuses. Il est alors proposé une chimiothérapie adjuvante.

➤ *Le traitement général avant le traitement local*

Pour traiter rapidement d'éventuelles micrométastases ou pour diminuer la taille de la tumeur et faciliter le geste chirurgical, il est parfois préférable de commencer par une chimiothérapie. C'est un *traitement néoadjuvant*.

Traitement néoadjuvant dans le cancer du sein

Une chimiothérapie brève avant l'intervention chirurgicale permet de diminuer la taille de la tumeur et de permettre un traitement chirurgical qui conserve le sein.

La chirurgie

La chirurgie peut être utilisée avec trois intentions différentes :

■ **La chirurgie d'exérèse** enlève la tumeur et les ganglions adjacents si cela est nécessaire. Après son ablation, la tumeur est examinée au microscope par les anatomopathologistes. Ils confirment le diagnostic, vérifient que toute la tumeur a été enlevée avec une marge de sécurité, enlèvent les ganglions et recherchent d'autres facteurs de gravité.

■ **La chirurgie palliative** ne permet pas une ablation complète de la tumeur, mais elle a pour but d'en supprimer les conséquences désagréables pour le patient.

■ **La chirurgie réparatrice** restaure une image corporelle la plus conforme à celle que le patient souhaite par rapport à sa situation antérieure. Le chirurgien peut proposer, par exemple, une reconstruction mammaire avec ou sans prothèse après l'ablation d'un sein, ou bien une reconstruction au niveau du bas du visage après chirurgie d'une tumeur de la gorge ou de la bouche. Il doit avoir à la fois des compétences en cancérologie et en chirurgie esthétique.

QUESTIONS À POSER AU CHIRURGIEN

■ Avec la tumeur, qu'allez-vous devoir enlever ?
■ Après l'intervention aurai-je un traitement contre la douleur ?
■ Aurai-je des séquelles, lesquelles et pour combien de temps ?
■ Y aura-t-il besoin d'une seconde intervention ?
■ Y aura-t-il besoin de rééducation ?
■ Vais-je devoir m'arrêter de travailler et combien de temps ?

Cette chirurgie de reconstruction peut être proposée immédiatement, au moment même de la première opération, ou quelque temps après.

La radiothérapie

Comme la chirurgie, la radiothérapie est un traitement local du cancer. Elle vise à supprimer les cellules cancéreuses dans une zone précise.

La radiothérapie consiste à utiliser des rayons qui atteignent la tumeur et en détruisent les cellules malignes. Il peut s'agir de rayons X, d'électrons et, plus rarement, de protons.

Les cellules saines adjacentes aux cellules cancéreuses sont, elles aussi, atteintes par les rayons, mais elles se réparent plus vite et mieux que les cellules malignes. C'est pourquoi la plupart des traitements proposés se font en plusieurs séances, afin de permettre aux cellules saines de se réparer pendant les intervalles entre chaque séance.

■ **La radiothérapie externe** utilise une source extérieure, comme son nom l'indique.

Pour chaque organe, il existe une dose maximale tolérée au-delà de laquelle l'organe ne peut plus fonctionner. Certains organes, comme les reins ou les poumons, sont plus fragiles que d'autres et certains tissus tumoraux sont plus sensibles que d'autres. La possibilité de faire une radiothérapie pour un patient donné, nécessite donc que la dose nocive pour sa tumeur soit inférieure à la dose maximale tolérée pour l'organe qui la porte.

■ **La curiethérapie** est une autre forme de radiothérapie avec utilisation de sources radioactives (généralement des fils d'iridium) placées au sein des tissus tumoraux.

Les cinq étapes du traitement par radiothérapie externe

Le centrage repère la zone à traiter, il dure environ une heure.
La dosimétrie calcule la dose et sa distribution sur le territoire donné (l'unité de dose est le Gray).
La mise en place du patient sous la machine de radiothérapie dure quelques minutes.
Le traitement se fait en plusieurs séances de quelques minutes chacune.
La surveillance se fait pendant et après le traitement.

Cela permet de délivrer le maximum de la radioactivité au centre de la tumeur en épargnant au maximum les tissus sains périphériques.

La dose délivrée se calcule en fonction de la durée du maintien de la source (habituellement de 24 à 48 heures). Durant cette période, le patient doit rester dans une chambre protégée.

La chimiothérapie

La chimiothérapie est un traitement médicamenteux administré par perfusion intraveineuse ou par voie orale et qui diffuse dans le corps entier. Ce type de traitement a pour but de détruire les cellules cancéreuses, quelles que soient leurs localisations dans l'organisme et quel que soit leur niveau de détection avec des examens standard. Il doit être toxique pour les cellules cancéreuses sans l'être trop vis-à-vis des cellules saines.

➤ *Une action directe sur les cellules*

La chimiothérapie tue les cellules au moment où elles se divisent. Les cellules cancéreuses ont la particularité de se diviser indéfiniment et d'être plus sensibles que les cellules normales.

Parmi les cellules saines, celles des cheveux sont souvent aussi sensibles que les cellules cancéreuses au traitement chimiothérapique, d'où un risque d'alopécie (chute des cheveux) au fil des séances de chimiothérapie.

La plupart du temps, un traitement complet de chimiothérapie comprend au moins 4 à 6 cycles d'un protocole que l'on renouvelle toutes les 3 ou 4 semaines.

Les résultats des essais thérapeutiques ont montré que les traitements de chimiothérapie sont souvent plus efficaces lorsque plusieurs médicaments sont associés entre eux : cette association forme un « protocole ».

La chimiothérapie est souvent administrée à l'hôpital, parfois à domicile. À chaque cycle, le cancérologue vérifie la numération sanguine à partir d'une prise de sang et évalue les effets secondaires. Le schéma d'administration du traitement est parfois modifié en fonction des résultats de la prise de sang. Certaines chimiothérapies peuvent se prendre en comprimés par voie orale (par la bouche), elles ont des effets secondaires différents.

À retenir

La monochimiothérapie utilise un seul médicament.
La polychimiothérapie associe plusieurs médicaments afin d'améliorer le pourcentage de cellules détruites.

L'efficacité du traitement ne peut être jugée qu'après deux ou trois cycles s'il y a une tumeur en place, et ne peut pas être directement évaluée lorsqu'il n'y a plus de tumeur en place.

> ## *Les accès veineux*

La plupart des chimiothérapies sont administrées par voie intraveineuse. Trois possibilités sont alors à envisager :

■ **La perfusion directe dans une veine,** le bras le plus souvent.

Avantages : l'accès est facile et il n'y a pas de « corps étranger » en permanence.

Inconvénients : les veines peuvent être difficiles à piquer et elles s'abîment au fil des perfusions.

■ **La mise en place d'un cathéter** (petit tuyau) qui est introduit dans une grosse veine, sous la clavicule le plus souvent.

Avantages : la pose en est rapide et les produits peuvent être administrés avec un haut débit, il n'y a aucune douleur pour les injections de chimiothérapie et les prises de sang, il suffit de « dévisser le bouchon » du cathéter.

Inconvénients : le cathéter sort au niveau de la peau et nécessite un entretien stérile avec un pansement permanent.

■ **La chambre implantable.** Le cathéter placé dans la veine est relié à une petite boîte fixée sous la peau et l'injection du médicament se fait directement dans une pastille de caoutchouc que l'on sent sous la peau.

Avantages : en dehors des perfusions, aucune précaution n'est nécessaire, la personne peut prendre des bains et il y a peu de risque infectieux.

Inconvénients : une anesthésie locale est nécessaire pour la pose de la chambre, la peau est piquée à chaque injection, le débit est modeste.

Le choix se fait en fonction des préférences du patient et des exigences du traitement (durée et débit notamment). Tous ces dispositifs sont bien sûr transitoires et faciles à enlever.

L'hormonothérapie

C'est un traitement général fréquemment utilisé. Elle a pour objectif de supprimer l'activité hormonale qui entretient la prolifération de certains cancers dits hormonodépendants, essentiellement le cancer du sein et de la prostate.

L'hormonothérapie a différents mécanismes d'action :

– elle supprime la production d'hormones d'un organe, des ovaires par exemple,

– elle agit comme une « antihormone », se substituant à l'hormone naturelle au niveau du récepteur de la cellule cancéreuse, et est utilisée dans le cancer du sein,

– elle s'oppose à une hormone naturelle, par exemple on utilise un œstrogène pour s'opposer à l'action des androgènes dans le cancer de la prostate.

L'immunothérapie

Elle a pour objectif d'aider l'organisme à augmenter ses défenses naturelles, ce qui lui permet de rejeter les cellules étrangères, notamment les cellules cancéreuses.

L'immunothérapie peut renforcer toutes les défenses immunitaires ou cibler son action sur un type cellulaire donné.

Elle peut être passive et dans ce cas on fournit à l'organisme les défenses pour lutter, l'interféron par exemple. Elle peut aussi être active en stimulant l'organisme pour qu'il fabrique lui-même ses défenses ciblées, ses anticorps ; c'est le principe des vaccinations.

Ces traitements sont le plus souvent effectués en dehors d'une hospitalisation et sans les effets secondaires de la chimiothérapie. Néanmoins, ils ne sont actuellement applicables qu'à une minorité de cancers.

QUESTIONS À POSER AU MÉDECIN

- Comment est organisée la prise en charge de la douleur ? Les infirmières peuvent-elles me soigner contre la douleur dans l'urgence, comme la loi le prévoit ?
- Comment se passent les séances de chimiothérapie ou de radiothérapie ?
- Pourrai-je vous appeler si je ne me sens pas bien ? Qui prend le relais quand vous n'êtes pas joignable ?
- Comment est organisée la sortie des soins hospitaliers, l'Hospitalisation à domicile (HAD), le suivi à domicile ?
- Avez-vous prévu de m'inscrire dans un Réseau de cancérologie ? Et qui dans le réseau s'occupera de moi ?

Les essais cliniques

Une nécessité pour améliorer les traitements

Le traitement des cancers a fait des progrès importants ces dernières années. Ces progrès ne sont possibles que si les avancées thérapeutiques sont évaluées de manière scientifique dans le cadre d'un essai clinique. Il s'agit de comparer deux traitements efficaces dont on ne sait lequel est le meilleur. Si vous acceptez de participer à un essai, vous ne saurez pas lequel des deux traitements vous recevrez, mais si vous ne participez pas, un des deux vous sera probablement proposé.

Les essais cliniques, sous contrôle de la loi, sont extrêmement surveillés :

– ils sont examinés par un comité éthique qui s'assure qu'aucun patient ne risque de perdre des chances de guérison,

– ils obligent à une surveillance très attentive des patients,

– ils imposent une acceptation complète par le patient, acceptation validée par la signature du « consentement éclairé » par le malade.

Les essais cliniques en cours en France sont portés à la connaissance du public sur internet (www.afssaps.fr) par ceux qui en prennent l'initiative et s'assurent de son financement, et par ceux qui les conduisent et les surveillent.

Si je souhaite participer

Vous pouvez rencontrer le médecin responsable de l'essai et avoir un délai de réflexion avant de donner votre réponse. Il vous informera des objectifs précis de l'essai que l'on vous propose, des bénéfices personnels pour votre santé, des risques encourus, des effets secondaires connus et du/des traitement(s) alternatif(s).

Si j'accepte de participer à un essai

– Prendre le temps de lire la note d'information et poser toutes les questions.
– Signer un « consentement éclairé », ce qui n'engage pas à poursuivre l'essai, mais signifie uniquement que le patient a reçu l'information nécessaire.
– Le refus de participation ne diminue en rien la qualité des soins qui sont prodigués et n'altère pas les bonnes relations entretenues avec l'équipe soignante.

Vous apportez votre consentement signé et daté après avoir lu et compris le document et recevez une copie du formulaire.

Vous pouvez sortir de l'essai à tout moment, étant entendu que « l'intérêt des personnes qui se prêtent à une recherche biomédicale prime toujours les seuls intérêts de la science et de la société ».

Vous pouvez donc changer d'avis et renoncer à votre participation en cours d'essai, sans que le médecin vous prive pour autant de votre droit de recevoir les soins médicaux prévus si vous ne participiez pas à l'étude.

À retenir

Les médecins de différentes spécialités discutent ensemble des dossiers de leurs patients.

Les traitements en cancérologie reposent souvent sur des associations thérapeutiques. Chaque situation nécessite une stratégie adaptée.

La stratégie peut évoluer en fonction de l'évolution de la maladie.

Les questions que je me pose

- Qu'attendez-vous de cet essai ?
- A-t-il été validé par le comité d'éthique ?
- Est-ce que je remplis bien tous les critères d'inclusion pour entrer dans cet essai ?
- Avez-vous présenté mon dossier à une réunion de concertation pluridisciplinaire avant de m'inclure dans cet essai ?
- Les effets secondaires toxiques attendus sont-ils connus et, le cas échéant, qu'avez-vous prévu pour m'en préserver ?

Peut-on se faire vacciner en cours de traitement ?

Les vaccins contre les maladies infectieuses peuvent être fabriqués avec des organismes vivants dont l'agressivité est atténuée, ceux-là sont donc réputés dangereux lorsque les défenses immunitaires du patient sont très faibles, après une chimiothérapie forte par exemple.

D'autres vaccins au contraire ne présentent pas ce risque et peuvent vous éviter des maladies particulièrement ennuyeuses lorsque les défenses immunitaires sont abaissées, mais ils ne seront pas efficaces si vous les faites en période d'aplasie.

Existe-t-il un vaccin contre le cancer ?

Le « vaccin contre le cancer » n'existe pas réellement : c'est un abus de langage. En effet, aucun traitement actuel n'est essayé pour stimuler les défenses immunitaires dans le but de prévenir la survenue d'un cancer. Les essais de « vaccination » en cours sont en fait des essais d'immunothérapie active pour traiter une tumeur existante. Leur place et leur efficacité réelles sont en cours d'évaluation.

Le vaccin HPV sera efficace pour prévenir le cancer du col de l'utérus, car on sait que celui-ci est dû à la prolifération du virus HPV.

À retenir

Avant chaque vaccination parlez-en à votre médecin.

Demandez à votre entourage d'être à jour dans ses vaccinations, y compris pour la grippe.

Si vous en avez l'autorisation, vaccinez-vous contre la grippe à l'automne.

La thérapie génique existe-t-elle en cancérologie ?

Les développements importants de la biologie moléculaire permettent d'envisager de corriger certains déficits génétiques en agissant directement sur les chromosomes (introduction d'un nouveau gène qui remplace le gène déficient, grâce à un virus, par exemple). Certaines applications de ces techniques sont envisageables en cancérologie : l'introduction, dans les cellules cancéreuses, de gènes suppresseurs de tumeurs (antioncogènes) ou de gènes-« suicides » sensibilisant à l'action de certains médicaments, pourrait favoriser la destruction de la tumeur. La place et l'efficacité de ces traitements sont en début d'évaluation.

Les traitements non conventionnels

Beaucoup de patients essaient d'améliorer l'efficacité des traitements qui leur sont proposés à l'hôpital en y associant des traitements non conventionnels. Ces traitements peuvent être l'utilisation de molécules non reconnues, des régimes spéciaux, des techniques psychologiques...

Dans l'ensemble, il s'agit de techniques qui n'ont pas fait la preuve de leur efficacité et ne peuvent donc pas être recommandées par le monde scientifique.

Parfois elles sont inoffensives et aident le patient si elles diminuent son angoisse et donnent le sentiment de participer plus activement au traitement de la maladie.

Dans d'autres cas, elles peuvent être délétères, soit parce qu'il s'agit de traitements dangereux, soit parce qu'elles gênent le traitement classique. Très fréquemment, elles sont extrêmement onéreuses et délivrées par des praticiens peu scrupuleux.

Avant d'accepter un traitement non conventionnel

Assurez-vous de :
– la possibilité de continuer le traitement dans des conditions de sécurité,
– de la non-dangerosité de ce traitement,
– du crédit et de l'expérience que l'on peut accorder à celui qui vous le propose ; la justesse du prix.
Parlez-en à un médecin conventionnel, il saura vous aider à répondre à ces questions.

À retenir

Il est important de ne pas confondre :
les traitements non conventionnels et
les traitements expérimentaux.
Seuls ces derniers reposent sur des bases scientifiques solides.

Une prise en charge globale

Patients et soignants sont partenaires dans la prise en charge. D'autres compétences sont devenues nécessaires pour répondre à l'évolution des soins parallèlement aux traitements spécifiquement dirigés contre la tumeur :

– la prise en charge des symptômes et notamment de la douleur à toutes les phases de la maladie,

– l'accompagnement social,

– le soutien psychologique,

– la réadaptation fonctionnelle,

– l'éducation nutritionnelle, etc.

Le « trépied thérapeutique » réunissant chirurgie, radiothérapie et oncologie médicale, ne correspond pas à la totalité des besoins des malades. D'autres troubles et problèmes spécifiques peuvent se révéler et nécessitent l'intervention d'un autre spécialiste. Un chimiothérapeute ne saura pas forcément répondre à des questions d'ordre diététique, un radiothérapeute à des difficultés sexuelles ou un chirurgien au traitement de la douleur… Il s'agit alors de ce qu'on appelle « soins de support » et, pour répondre à ces demandes, des équipes se sont créées comprenant un médecin cancérologue, un médecin psychiatre ou un psychologue, un soignant infirmier et une assistante sociale.

La volonté du patient

La volonté aide le patient à mieux supporter et mieux suivre ses traitements, mais la force du psychisme n'a pas démontré son influence sur les résultats en matière de santé. Le patient est souvent passif dans le traitement du cancer et, parfois, ceux qui sont extrêmement volontaires peuvent être déçus, voire culpabilisés, si une maladie trop agressive ne régresse pas malgré leurs attentes.

Traiter la douleur

La moitié des patients présente des douleurs et, parmi eux, 30 % n'avaient aucun traitement, d'après une étude faite en France en 1997.

Ce constat peut être expliqué en partie par le désintérêt inacceptable de certains médecins vis-à-vis de ce problème, mais il résulte aussi du non-signalement par les patients de leur douleur ou de leur refus d'un traitement antalgique :

– ils pensent que la douleur est inévitable ou que le traitement doit être réservé à des douleurs intolérables,

– ils craignent que le traitement utilisé trop tôt perde son efficacité, c'est l'accoutumance,

– ils redoutent des effets secondaires ou une certaine dépendance, à la morphine par exemple,

– ils craignent qu'un traitement morphinique précipite l'évolution de la maladie ou que le médecin s'intéresse trop à la douleur et néglige le traitement du cancer lui-même,

– ils désirent se montrer vaillants face à la douleur, la douleur serait rédemptrice,

– ils ne veulent pas mettre le médecin en difficulté en lui signifiant que le traitement n'est pas efficace,

– ils ne veulent pas alarmer les proches.

Les idées fausses sur la morphine

Les traitements contre la douleur ne nécessitent pas forcément de la morphine.
Elle n'est pas réservée aux patients en fin de vie.
Ses effets secondaires sont contournables.
Elle ne provoque pas d'accoutumance.
Elle n'est pas donnée dans l'intention de raccourcir la durée de vie.

Toutes ces croyances non fondées pénalisent énormément les patients car il ne faut pas laisser s'installer une douleur. La douleur se soigne et elle est d'autant plus complexe à soulager qu'elle existe depuis longtemps.

Une forte douleur est dommageable pour l'état général du patient et pour son moral.

L'hôpital local

Il est le lieu où s'exerce une médecine polyvalente, d'orientation et de premier recours. Vous pouvez y trouver :
– la mise en route et le suivi de certains traitements,
– le traitement d'un épisode aigu de votre maladie,
– la prise en charge de votre douleur,
– la prise en charge des soins palliatifs.

Bien se nourrir

Il n'y a pas de régime spécifique pour les patients atteints de cancer et ceux qui avaient un régime spécial avant le traitement, les personnes diabétiques par exemple, doivent le continuer. Néanmoins, une alimentation saine et équilibrée est indispensable pour conserver ou retrouver un bon état général. Il est important d'essayer de garder un poids stable et une alimentation diversifiée. Lors de certains traitements, manger peut devenir un calvaire en raison de nausées, d'aphtes ou d'une transformation du goût.

Si l'on constate une perte ou un gain de plus de 10 % du poids en quelques semaines, il est indispensable d'envisager une prise en charge diététique spécialisée.

Les soins palliatifs

Les soins palliatifs ou continus intègrent le concept des soins de support, mais à une phase plus avancée de la maladie. Il s'agit de soins actifs dans une approche globale de la personne.

Ils s'adressent à tous les patients pour lesquels la guérison définitive n'est pas envisageable et ne sont pas réservés aux patients en fin de vie.

Leur objectif est de soulager tous les symptômes désagréables et les douleurs physiques et de prendre en compte la souffrance psychologique, sociale et spirituelle. Ils visent donc à améliorer la qualité de vie tout en respectant les priorités du patient dans ses projets et dans ses relations sociales et familiales. Lorsque le patient le souhaite, la spécificité de l'approche de la mort peut être abordée.

Ils peuvent être proposés :

– dans des structures spécialisées, notamment pour les situations médicales ou psychosociales complexes,

– dans une structure hospitalière classique, avec ou sans l'appui d'une équipe mobile,

– à domicile, avec ou sans l'appui de réseaux ville-hôpital pour le maintien à domicile des patients en situation palliative.

L'Hospitalisation à domicile

L'Hospitalisation à domicile (HAD) désigne les actes de soins lourds, médicaux et infirmiers, dispensés au domicile du patient, sur prescription du médecin de l'hôpital ou du médecin généraliste. Elle prend en charge à 100 % :

– les soins, c'est le forfait de soins,

– les « consommables » chers, comme les seringues sécurisées, les cathéters, les appareillages de soins, etc.,

– la logistique, les matériels et les équipements,

– les frais liés au personnel soignant (infirmiers, aides-soignants, etc.), mais pas, en principe, ceux du personnel aidant non sanitaire (auxiliaire de vie sociale, aide à domicile, etc.) qui sont pris en charge par le département, la région, la mutuelle, la commune, la CRAM (assistanat social), etc.

En 2005, on comptait 95 structures d'HAD couvrant près de 70 départements.

Quel impact
au niveau physique ?

« D'abord, on croit que ça ne finira jamais, que le tunnel de douleurs sera éternel, on a envie de mourir tout de suite. À quoi bon ? Et puis, on se résigne, on y va dans la souffrance et l'épuisement, on y retourne, même si chaque traitement est un calvaire. On attend une résurrection miraculeuse, sans trop y croire. Et si, moi, je m'en sortais, malgré tout ?... »

Il est souvent difficile de percevoir très tôt les signes de la maladie. Néanmoins, les examens complémentaires qui feront le diagnostic sont souvent effectués lors de la survenue d'un symptôme.

Après la mise en route du protocole de soins, d'autres signes peuvent apparaître et sont alors souvent liés aux traitements eux-mêmes.

Un sentiment de grande impuissance est possible, le malade ayant l'impression de subir les troubles physiques sans possibilité d'agir. Pourtant les médecins peuvent proposer des solutions. Pour réagir de manière adéquate devant certains événements médicaux, il est nécessaire que le malade s'exprime et apporte sa participation.

Bien souvent, le moment d'échange entre le malade et le médecin est frustrant parce que trop bref. Il est donc vivement conseillé de préparer sa consultation.

Au début
de la maladie

Les signes

Les cancers peuvent être localisés dans tous les endroits du corps et leurs manifestations peuvent aussi avoir des expressions différentes. Quelle que soit leur localisation, ces signes d'alerte peuvent être regroupés en quatre catégories.

➤ La douleur

C'est un signe d'appel fréquent pour le diagnostic de cancer, mais elle est souvent difficile à décoder et l'on ne peut pas faire systématiquement des examens complexes pour chaque douleur. Son caractère persistant ou son aggravation malgré un traitement nécessite des investigations.

➤ Les grosseurs

Dans les organes superficiels, le cancer peut être suspecté parce que l'on sent une « boule » inhabituelle. C'est surtout vrai pour les seins.

➤ Les saignements

Ils s'observent pour des tumeurs superficielles (comme un grain de beauté qui se met à saigner) ou pour des organes creux (sang dans les urines pour un cancer de vessie ou dans les selles pour le côlon).

➤ *Une anomalie de fonctionnement*

Le mauvais fonctionnement de l'organisme pourra également donner l'alerte : ainsi une paralysie pour une tumeur du cerveau, une toux ou une mauvaise respiration pour le poumon.

Cependant, aucun de ces signes n'est spécifique et beaucoup de maladies non cancéreuses peuvent provoquer les mêmes symptômes. Ceux-ci sont des signes d'alerte, mais seuls les examens complémentaires peuvent confirmer le diagnostic de maladie cancéreuse.

Comment préparer ma première consultation ?

Créez-vous un dossier médical où seront rangés vos résultats d'examens, la liste des médicaments que vous prenez et vos différents rendez-vous.

Emmenez-le à chaque consultation.

Aussi souvent que possible, venez avec une lettre de votre médecin traitant qui résume la situation actuelle.

Dressez la liste des troubles qui vous ennuient.

Si un symptôme est particulièrement fluctuant (fièvre ou douleur), faites un journal de bord.

Préparez la liste de vos questions, avant de les inscrire soyez certain de vouloir entendre la réponse.

N'oubliez pas de parler de tous les traitements que vous prenez et demandez, pour chaque nouvelle prescription, à quels effets secondaires vous devez vous préparer.

Vérifiez bien quels sont les médicaments que vous pouvez arrêter.

Les effets secondaires des traitements

Le but des traitements anticancéreux, qu'ils soient locaux ou généraux, est de soigner le cancer, mais ils peuvent avoir d'autres conséquences sur l'organisme, ce sont les effets secondaires.

L'évolution dans le temps

➤ Les effets immédiats

Ils apparaissent au cours du traitement, nausées, perte de cheveux, mais pas nécessairement dès la première séance. Ils sont le plus souvent temporaires.

➤ Les effets tardifs

Ils surviennent après l'arrêt du traitement ou lorsqu'il y a accumulation de ces traitements. Ils sont plus rares, mais peuvent persister longtemps et devenir même permanents.

Certains sont particulièrement redoutés par les malades[1], mais non par le corps médical. D'autres effets secondaires sont complexes à comprendre pour les patients, mais attirent toute l'attention des soignants car ils peuvent avoir des conséquences sérieuses, notamment pour ceux qui apparaissent tardivement.

---

1. Pour plus d'informations, vous pouvez chercher dans le dictionnaire « le cancer de A à Z » sur le site internet suivant : http//www.fnlcc.fr/indexcancer.htm au nom de la molécule de votre médicament et non le nom commercial.

➤ *Les effets exceptionnels*

Il n'est pas nécessaire de tous les connaître, cela pourrait inutilement inquiéter, mais il ne faut pas hésiter à signaler au médecin toutes les sensations anormales. Il saura si elles sont ou non liées au traitement.

Est-ce que l'on verra que je suis malade ?

En dehors de certaines localisations, la face par exemple, la plupart des cancers ne sont pas visibles.

Très souvent, les traitements permettent de rester en bonne forme physique et de mener une vie tout à fait normale. C'est une des raisons pour laquelle la perte des cheveux, qui est parfois le seul signe extérieur du traitement et donc de la maladie, est très difficile à vivre. Elle devient ainsi la raison principale d'une modification du regard des autres.

QUESTIONS À POSER À VOTRE MÉDECIN

- Y a-t-il un symptôme que je doive craindre ?
- Quels sont les effets secondaires immédiats ou tardifs de mon traitement ?
- La nausée me fait peur : peut-on l'éviter, la traiter ?
- Que dois-je faire si j'ai de la fièvre ?
- Vais-je perdre mes cheveux ? D'un seul coup ou progressivement ?
- Avez-vous un traitement à me donner pour éviter les aphtes ou les nausées ?
- Ce traitement aura-t-il un impact sur mes fonctions hormonales ?

Chaque traitement a des conséquences différentes. Si elles sont fréquentes, il est préférable d'en être avisé pour avoir une réaction psychologiquement adaptée si le désagrément survient.

À retenir

Aucun symptôme n'est spécifique de cancer, seuls les examens complémentaires peuvent faire le diagnostic.
À chaque traitement correspondent des effets secondaires différents, il est donc préférable de les connaître.
La survenue d'effets secondaires ne préjuge en rien de l'efficacité des traitements.
Préparez vos consultations.

Ce que je peux redouter

➤ La perte de cheveux

> « Je savais que cela allait arriver, mais le jour où mes cheveux sont tombés je n'étais pas préparée à ça... des touffes de cheveux partout, sur l'oreiller, dans la baignoire et même "sur la soupe" ! Ensuite, avec ma perruque, dans la rue, j'avais l'impression que tout le monde me démasquait... Et puis un jour, j'ai eu le plus beau compliment que l'on puisse me faire : un commerçant m'a félicitée pour ma nouvelle coupe de cheveux... Je l'aurais embrassé ! Après je me suis dit que tout le monde regarde tout le monde, mais que c'est nous qui interprétons ce que les autres pensent de nous. »
>
> Nadine.

Elle affecte beaucoup les malades parce qu'elle impose la présence de la maladie dans toute la vie sociale du malade. Elle peut être secondaire à la chimiothérapie ou à la radiothérapie de la voûte crânienne. Dans certaines associations de chimiothérapie, les cheveux, mais aussi les poils et les sourcils, peuvent tomber, cette chute est toujours réversible. Elle est difficile à prédire avec certitude, les malades réagissant tous différemment.

La pose d'un casque réfrigérant pendant l'injection du produit néfaste pour les cheveux permet, parfois, d'éviter cette chute. Mais il existe des contre-indications. L'équipe soignante saura ce qu'il faut faire.

■ À retenir

Ce n'est pas parce que les cheveux ne tombent pas que le traitement est moins efficace. Les traitements entraînant une chute des cheveux ne sont ni meilleurs ni moins bons que les autres.

CONSEILS PRATIQUES

Protéger vos cheveux

■ Avant le début du traitement, trouver une coupe courte adaptée à votre visage, le casque sera plus efficace et vous aurez un moindre désagrément en cas de chute.

■ Ne pas les brosser le jour de la chimiothérapie.

■ Ne pas les laver les jours suivants.

■ Entre les cures, éviter les teintures, les permanentes, les brushings et les mises en plis.

Comment acheter une perruque ?

Si le risque de chute est important, il est préférable de penser à la perruque avant la perte des cheveux pour avoir la bonne couleur et pour se faire une coupe qui ressemble à celle de la future perruque.

Les coordonnées des fabricants sont disponibles dans les « pages jaunes » à la rubrique perruquier. Le prix moyen varie de 200 à 400 euros.

Le médecin fournit un certificat médical qui permet de s'en faire rembourser une partie par la caisse d'assurance-maladie et le complément par la mutuelle.

➤ *Les nausées et les vomissements*

Nausées et vomissements sont souvent provoqués par la chimiothérapie ainsi que la radiothérapie dans certaines localisations abdominales. Depuis plusieurs années, cette incommodité a largement diminué grâce à de nouveaux traitements. Ils sont ajustés à chaque patient mais n'empêchent pas complètement l'écœurement ressenti pour certains aliments et la transformation du goût, aux dires des malades.

CONSEILS PRATIQUES

- Essayez de respirer par la bouche.
- Enlevez vos appareils dentaires.
- Évitez les aliments gras.
- Pour éviter les odeurs, sortez pendant la préparation des repas ou achetez de la nourriture déjà cuisinée.
- Évitez vos repas préférés pendant les périodes de nausées afin de ne pas vous en dégoûter, préférez une nourriture sans trop de saveur.

➤ *La fatigue*

C'est le symptôme le plus fréquent au cours des traitements. Il y a plusieurs explications à cette fatigue et c'est sa description qui aide les médecins à en trouver la cause pour mieux la traiter.

Analyser votre fatigue

- Vous avez tout le temps envie de dormir.
- Vos jambes ne vous portent plus.
- Vous n'avez envie de rien et vous ne pouvez pas vous concentrer.
- Vous êtes essoufflé(e) pour des efforts minimes.

Cependant, toutes les causes de la fatigue ne pourront être levées et il faut se préparer à une période de faiblesse durant laquelle l'objectif doit être de limiter son intensité. Le repos est souvent nécessaire. Les études ont néanmoins prouvé qu'un excès de repos entraînait lui-même un sentiment de lassitude.

CONSEIL PRATIQUE

Pratiquez 4 à 6 fois par jour au moins une activité physique modérée, c'est-à-dire juste ce que vous pouvez faire sans vous épuiser, un peu de marche par exemple.

Les causes de la fatigue

– Le cancer lui-même.
– Les traitements antitumoraux.
– Les traitements de la douleur qui peuvent induire une somnolence.
– Certains troubles psychologiques comme la dépression.
– L'anémie par manque de globules rouges.
– La fonte musculaire.
– La dénutrition.
– Les changements hormonaux.
– Les infections surajoutées.
– Les troubles du sommeil.

► *Les troubles de la sexualité*

Les cancers et leurs traitements entraînent très souvent des troubles sexuels.

Parfois, il s'agit de modifications physiques qui ont des conséquences directes sur les organes sexuels, c'est le cas des traitements agissant sur le cycle hormonal, mais ce peut être aussi une cause psychologique, une modification d'image corporelle, une perte de l'estime de soi qui modifie la relation à l'autre. La perte de cheveux ou l'ablation d'un sein en sont des exemples fréquents.

La sexualité fait partie des fonctions normales, en cas de troubles vous pouvez donc en parler à l'équipe médicale, elle cherchera à vous proposer des réponses à vos interrogations.

CONSEIL PRATIQUE

Il est important de savoir parler de ces troubles à son partenaire même si ce n'est pas dans vos habitudes d'aborder ces sujets. Il saura peut-être trouver les mots pour vous rassurer. Même si le désir sexuel peut diminuer, les besoins d'intimité sont importants. Il faut rester proche de son partenaire et maintenir une bonne communication.

➤ *Les effets sur la fécondité*

Si vous désirez avoir des enfants, signalez-le dès le début de votre maladie à votre médecin, car certains traitements peuvent entraîner une stérilité transitoire ou définitive :
- la chirurgie si elle touche les organes sexuels,
- la radiothérapie si le champ d'irradiation les concerne,
- la chimiothérapie lorsqu'elle est intensive.

CONSEILS PRATIQUES

Un déplacement chirurgical des ovaires hors de la zone irradiée est possible chez les jeunes femmes.

En cas de chimiothérapie intensive chez les hommes, le sperme est recueilli avant de débuter le traitement et conservé au froid. Il pourra être utilisé pour insémination artificielle.

➤ *Les autres inconvénients*

LES VOIES VEINEUSES

Les chimiothérapies intraveineuses sont actuellement délivrées par l'intermédiaire d'une voie veineuse centrale. Les infirmiers surveillent donc de très près tout ce qui concerne les cathéters ou les chambres implantables. Des infections ou des thromboses (un caillot bouche le tuyau et la veine) peuvent survenir. Il est donc nécessaire de signaler aux soignants toute douleur locale intense, gonflement anormal, rougeur et chaleur de la peau, ou écoulement au niveau du point de piqûre.

LES APHTES

Certaines chimiothérapies peuvent provoquer des aphtes dans la bouche qui peuvent être très douloureux. Si ces produits font partie du traitement, l'équipe médicale informe le malade. Il faut alors être très vigilant sur les mesures préventives. Les aphtes peuvent également survenir dans les périodes d'aplasie et s'aggraver d'une mycose buccale (on parle aussi de mucite).

Conseils préventifs :

▪ Consultez votre dentiste avant le début du traitement.

▪ Ayez une bonne hygiène buccale, utilisez une brosse à dents à poils souples.

▪ Évitez de manger certains aliments qui favorisent l'apparition des aphtes : gruyère, noix, ananas…

▪ Faites un bain de bouche à base de bicarbonate après chaque repas.

▪ Sucez des glaçons ou mâchez un chewing-gum pendant l'injection de chimiothérapie.

▪ En cas d'apparition d'aphtes, mangez des plats mixés, à température ambiante et non épicés.

D'autres effets sont rares ou exceptionnels. Il n'est pas nécessaire de les connaître tous, cela pourrait inutilement inquiéter.

À retenir

Signalez à votre médecin toutes vos sensations anormales. Il saura si elles sont ou non liées au traitement.

Ce que mon médecin surveille

Certains effets secondaires sont bien connus, ils sont l'objet d'une grande attention de la part de votre médecin.

➤ *Le sang*

> « Lorsque j'étais en aplasie, même sans fièvre, je me sentais comme vidé de l'intérieur, mais ce qui est étonnant c'est qu'avant même que la numération ne s'améliore, je sentais un regain d'énergie survenir en moi. »
>
> Gérard.

La moelle osseuse produit les cellules sanguines : globules blancs, globules rouges et plaquettes. On les mesure dans le sang par un examen appelé Numération formule sanguine (NFS). Elle est particulièrement affectée par la chimiothérapie et dans une moindre mesure par la radiothérapie. Toutes les cellules issues de la moelle osseuse peuvent diminuer, c'est l'*aplasie* qui se manifeste par une forte diminution du nombre de globules blancs et des autres éléments du sang. Habituellement, elle apparaît entre 10 et 15 jours après le début de la chimiothérapie.

■ **La neutropénie** correspond à la baisse d'un type de globules blancs particulièrement actifs dans la lutte contre les infections : les polynucléaires neutrophiles. Lorsque leur taux est inférieur à $500/mm^3$, le risque d'infection est important. Il faut éviter de rencontrer des personnes malades et prévenir son médecin en cas de fièvre ou de frissons, car une hospitalisation peut être nécessaire. Les globules blancs ne se transfusent pas, il faut attendre que la moelle osseuse en fabrique à nouveau. Lorsque le taux est supérieur à $1\,000/mm^3$, le risque d'infection s'éloigne. Des injections de G-CSF stimulent la fabrication des globules blancs par la moelle. La neutropénie, même sans infection, entraîne une fatigue importante.

■ L'anémie correspond à la baisse des globules rouges et de l'hémoglobine qu'ils contiennent. L'hémoglobine sert à transporter l'oxygène. Son manque peut favoriser une fatigue et un essoufflement, avec parfois des palpitations cardiaques. Les globules rouges peuvent se transfuser. La décision est prise en fonction du chiffre d'hémoglobine et de la fatigue ressentie. Pour éviter l'anémie, il peut aussi être proposé des injections d'érythropoïétine qui stimulent la fabrication de globules rouges par la moelle osseuse.

■ La thrombopénie correspond à la baisse de plaquettes qui sont responsables de la coagulation du sang ; cela peut entraîner des saignements ou des petits hématomes sous la peau. En dessous de 20 000 plaquettes/mm^3 et/ou en présence de saignements, il est probable que l'on effectue une transfusion plaquettaire.

**VOUS DEVEZ CONTACTER
VOTRE MÉDECIN EN URGENCE**

Si vous avez :
- de la fièvre, plus de 38 °C plus de 2 heures de suite,
- des frissons,
- des saignements, y compris du nez ou des gencives,
- de multiples petites taches rouges sur le corps,
- des palpitations,
- des douleurs dans la région du cœur à l'effort.

➤ *Les nerfs*

Certaines chimiothérapies peuvent provoquer après plusieurs injections une toxicité sur les nerfs longs du corps. Au début, elle se manifeste par une sensation désagréable de picotements au bout des doigts ou sous la plante des pieds. Le plus souvent ce n'est pas grave et cela régresse lentement à l'arrêt des traitements.

Si ce symptôme devient réellement douloureux et/ou qu'il empêche d'effectuer certains gestes de la vie quotidienne, se boutonner par exemple, il faut en informer le cancérologue. En fonction de son examen clinique, celui-ci peut décider de changer le traitement.

➤ *Les reins*

Le rein est aussi sensible à la chimiothérapie. Cette toxicité est prévenue avec une forte hydratation par boissons ou perfusions et surveillée par des analyses fréquentes. En cas de perturbations trop importantes l'équipe médicale peut décider de changer le traitement.

À retenir

Chaque traitement a des effets secondaires particuliers.
Votre médecin vous en informera et trouvera une solution pour chacun d'entre eux.

Quand je dois contacter mon médecin

En cas :
– d'aggravation d'un symptôme connu,
– de réapparition d'un symptôme que vous aviez au début de votre maladie,
– de faiblesse ou de sensations anormales sur une partie de votre corps,
– de douleur déséquilibrée ou non contrôlée,
– de saignements,
– de palpation d'une « boule » non connue,
– de survenue d'un nouveau symptôme.

Je suis guéri(e)

Après les traitements initiaux, si le traitement se passe comme on le souhaite, il n'y aura plus de trace détectable de la maladie. C'est ce que l'on appelle une rémission complète. Une rechute de la maladie reste cependant possible et seule la surveillance à long terme permet de dire, *a posteriori,* que vous êtes guéri.

Poursuivre la surveillance

Un cancer sur deux guérit, ce qui signifie que, pour un malade sur deux, le cancer ne rechutera jamais. La surveillance médicale a donc pour objet de surveiller la survenue d'une éventuelle rechute et les conséquences à long terme des traitements.

Une rémission partielle correspond à une situation où la tumeur a régressé grâce au traitement instauré mais où elle n'a pas totalement disparu, la guérison n'est pas assurée.

Lorsqu'une rechute survient, elle apparaît le plus souvent dans les premières années qui suivent la fin du traitement. Après 5 ans, ce risque est souvent très faible et certains médecins s'autorisent alors à parler de guérison. Cela ne signifie pourtant pas que le risque de rechute soit tout à fait nul.

La surveillance repose sur un examen clinique attentif et quelques examens complémentaires, clichés radiologiques des organes qui risquent le plus d'être à nouveau atteints et parfois analyses de sang avec dosage de marqueurs tumoraux.

La récidive peut apparaître entre les consultations de surveillance et sur des organes qui n'étaient pas prévisibles. Il est donc important de signaler au médecin tout événement anormal.

À retenir

Un cancer sur deux guérit, mais la surveillance est toujours nécessaire pour dépister d'éventuelles récidives.

Les séquelles possibles

Le cancer a pu nécessiter un traitement lourd ; certains symptômes sont, en fait, des séquelles de ces traitements reçus et ils ne sont pas liés à une nouvelle évolution de la maladie.

Certains vont s'estomper avec le temps, fatigue ou neuropathies par exemple, d'autres peuvent s'installer durablement s'ils ne sont pas traités à temps. Il s'agit notamment de douleurs chroniques liées à la blessure d'un nerf pendant une intervention chirurgicale.

À retenir

Après une intervention, une douleur qui persiste plus de 1 mois malgré un traitement antalgique bien suivi peut nécessiter de consulter un médecin spécialiste de la douleur.

D'autres séquelles correspondent à l'amputation chirurgicale d'un organe nécessaire à l'éradication de la tumeur. Elles peuvent nécessiter une rééducation et un apprentissage comme par exemple la rééducation à la parole après ablation du larynx.

En cas d'aggravation ou de rechute

Si une aggravation survient et qu'il y a reprise évolutive d'un cancer, c'est pour vous une rude épreuve. Souvent, les séquelles des traitements précédents, les symptômes de la récidive et les effets secondaires des nouveaux traitements se cumulent.

Un traitement « à la carte »

Il est alors nécessaire de trouver un équilibre acceptable entre les effets bénéfiques que l'on peut attendre d'un nouveau traitement et ses inconvénients.

Toutes ces données doivent être prises compte et il faut souvent les ajuster. Cette recherche d'équilibre ne peut se faire que dans un partenariat réel entre le patient et son équipe médicale. Le médecin a les connaissances scientifiques, le malade a les informations sur sa condition physique. Chacun a besoin des indications de l'autre pour ajuster le traitement au mieux. Dans certains cas, par exemple après plusieurs rechutes, il est possible que l'équipe médicale décide de ne pas reprendre de traitement spécifique, chimiothérapie, radiothérapie, malgré une progression de la maladie.

Vivre
avec une maladie chronique

Il est parfois préférable de soigner uniquement avec des traitements « de confort ». Cela ne signifie surtout pas que la situation n'a plus d'espoir, il s'agit d'une phase où l'on considère que le cancer est devenu une pathologie chronique.

La question n'est plus alors de savoir comment guérir mais plutôt comment « vivre avec » le mieux possible. C'est ce nouvel état de « malade chronique » avec plus ou moins de handicap et d'inconfort auquel il va falloir vous accoutumer.

Prévoir l'accès
aux soins palliatifs

Vous pouvez décider d'être soigné(e) à votre domicile. Des Équipes mobiles de soins palliatifs (EMSP) sont alors à votre disposition, en accord et à l'initiative de votre médecin.

Aujourd'hui il est établi que toute personne dont l'état le requiert a le droit d'accéder à des soins palliatifs et à un accompagnement (loi de juin 1999).

En mai 2005, les soins palliatifs et d'accompagnement représentaient en France près de 300 équipes mobiles (contre 84 en 1998), plus de 2 000 lits, 125 unités et 60 réseaux. Le Plan cancer est ambitieux sur ce point. Il prévoit un ensemble de mesures qui, si elles sont toutes appliquées, changeront la situation des soins palliatifs et d'accompagnement en France. Il envisage :

– la création d'« unités mobiles de soins de support en oncologie » dans les centres spécialisés et les réseaux (comprenant médecins de la douleur, assistants sociaux, psychologues, kinésithérapeutes, nutritionnistes, etc.),

– l'augmentation du nombre de psychologues et de psychiatres au sein des unités mobiles de soutien, dans les hôpitaux et les cliniques (150 postes environ),

– la formation des médecins et des soignants à la dimension psychologique de l'accompagnement,

– la création de réseaux supplémentaires de soins palliatifs à domicile, pour atteindre « au minimum un réseau par département »,

– la multiplication des équipes mobiles de soins palliatifs et d'accompagnement et des unités de soins palliatifs en institution, dont au moins 1 unité dans chaque pôle régional de cancérologie.

Quel impact au niveau psychologique ?

« Le pire, c'est que le cancer est survenu, pour moi, au plus mauvais moment de ma vie, quand j'avais déjà quinze tonnes de soucis quotidiens, professionnels, sociaux, conjugaux, familiaux, financiers… Alors, c'est vraiment l'horreur ! »

« J'ai fini par comprendre que dans le cancer tout n'est pas noir ou blanc (noir je suis mort, blanc je suis guéri). Il y a en fait toute une palette de gris et il faut essayer de le faire le plus clair possible. »

Au début de la maladie

En dehors de certaines situations où le traitement doit être engagé en urgence, le début de la maladie correspond souvent à une phase d'attente très inconfortable pour le patient.

Pendant cette période, certains sentiments d'agressivité, de refus, de révolte, etc., surviennent régulièrement.

Tous ces sentiments sont compréhensibles, mais certains peuvent être excessifs s'ils se prolongeaient, et ils peuvent, le cas échéant, nuire à une bonne prise en charge de la maladie. À trop vouloir faire face tout(e) seul(e), parfois, sans recourir à aucune aide extérieure au couple ou à la famille, on peut s'épuiser psychologiquement. Un suivi spécialisé en psycho-oncologie est une aide qui, même ponctuelle et seulement aux étapes principales de votre parcours, peut s'avérer très utile.

L'incrédulité et le déni

> « Je voyais bien que mon sein devenait dur et me faisait mal, mais comme ça n'était pas une vraie boule, je me disais que ça ne pouvait pas être un cancer. Tous les jours j'espérais que cela allait disparaître tout seul.
>
> En fait, j'avais peur de devoir subir une chimiothérapie, de perdre mes cheveux et que mon nouvel ami me quitte. »

Lors du diagnostic, la maladie n'entraîne, le plus souvent, aucun trouble physique important et il est difficile de se considérer atteint d'une maladie sérieuse. Vous pouvez cependant refuser la réalité et ne pas accepter les faits. Ce déni, lorsqu'il est passager, peut être profitable à court terme, dans la mesure où il permet de se protéger d'une situation trop angoissante.

Mais cette réaction peut être plus importante : elle peut alors entraîner des comportements inadaptés, voire dangereux pour la santé, comme le refus de se soigner. Dans ce cas, la prise en charge psychologique par une équipe spécialisée est nécessaire.

La colère ou la révolte

« Pourquoi moi ? J'ai pourtant toujours fait attention à ma santé, je n'avais jamais été malade avant. »

Ces phrases expriment un profond sentiment d'injustice. Éprouver de la colère est fréquent et celle-ci peut éventuellement être dirigée vers quelqu'un : un médecin qui n'a pas compris assez vite ce qui arrivait, votre employeur qui vous a stressé(e), un proche qui vous a contrarié(e)…

Dans le cas où elle persisterait, la colère pourrait être une méthode inconsciente de vous débarrasser de votre anxiété. Si elle se prolongeait un peu trop, elle risquerait de susciter plus de conflit que d'apaisement et il pourrait alors vous être utile de vous faire aider psychologiquement.

La culpabilité

Certains patients peuvent avec raison se sentir partiellement responsables de leur maladie. C'est le cas de personnes qui ont

Le stress peut-il favoriser la survenue d'un cancer ?

Aucune étude n'a jamais pu prouver un quelconque lien entre les deux phénomènes. Au moment du diagnostic de cancer, il n'est pas rare que l'on retrouve un événement récent considéré comme traumatisant. Quoi qu'il en soit, chercher une cause ou une croyance pour expliquer le malheur survenu entraîne le plus souvent le développement d'une rancœur inutile et néfaste, alors que l'urgence est ailleurs : il convient avant tout de trouver en soi les ressources nécessaires pour faire face à la maladie dans les meilleures conditions !

négligé de prêter attention à certains symptômes ou qui, par exemple, ont fumé toute leur vie si elles sont atteintes d'un cancer bronchique.

D'autres n'ont rien de concret à se reprocher, mais peuvent avoir des pensées irrationnelles en se demandant si elles n'ont pas « mérité » une telle maladie. Inutile, alors, d'aller se chercher, en plus, des raisons de culpabiliser !

Quelle que soit la situation, *personne* ne mérite une maladie comme le cancer. C'est une maladie avec laquelle il va falloir apprendre à vivre.

Il ne faut pas non plus se sentir coupable des conséquences de cette maladie sur les proches et les changements de projets familiaux. Il est souhaitable de ne pas se laisser déstabiliser par les éventuels mouvements passagers de peur, de fatigue, de refus voire de révolte, de l'entourage.

La peur ou l'angoisse

Après un tel diagnostic, la peur de l'avenir est un sentiment normal. Cela peut durer un certain temps, quelques jours, semaines ou mois, et il ne faut pas en avoir honte. Cette angoisse peut même avoir des effets bénéfiques en donnant une énergie nouvelle pour affronter tous les bouleversements rencontrés et aller chercher les informations et l'aide nécessaires.

Anxiété ou angoisse ?

Elles se manifestent toutes les deux par une « grande inquiétude ». L'anxiété est une peur par rapport à un fait précis, alors que l'angoisse ne connaît pas vraiment l'objet de cette peur.

Elles se manifestent par des troubles du sommeil, des douleurs dans le ventre, la gorge serrée, un état de panique dans certaines situations, une fuite devant les épreuves, des tensions internes, une incapacité à décider, etc. Si elles persistent trop longtemps ou si elles deviennent un handicap à la vie quotidienne il est alors indispensable de demander à un médecin de prescrire un traitement adapté tant qu'il le jugera utile, par exemple un anxiolytique. Il n'enlève pas la cause de la peur, mais traite les conséquences désagréables. Les effets secondaires sont le plus souvent modestes, une somnolence modérée le plus souvent.

Au cours du traitement

Lorsque survient le temps des traitements, il existe souvent un soulagement lié au fait d'avoir un programme clair, mais aussi une inquiétude de ne pas savoir comment l'organisme réagira.

Le traitement est généralement long, alternant des soins parfois intenses et des périodes sans traitement. Celles-ci ne sont pas toujours bien vécues.

Vous pouvez vous sentir un peu perdu(e), voire abandonné(e) par l'équipe médicale à un moment où l'organisme ressent une grande fatigue, et même d'autres symptômes encore plus inconfortables.

> « Ça ne finira donc jamais ! », « À quoi bon ? », « Je ne sers plus à rien. »

> « J'ai trouvé un grand soutien auprès du service de cancérologie où je suis soigné, tant auprès de l'équipe soignante que des patients eux-mêmes qui faisaient preuve d'un esprit d'entraide exceptionnel. J'aimerais faire passer un message à toutes les personnes touchées par le cancer : ne jamais perdre espoir, lutter toujours et croire aux ressources insoupçonnables que nous avons tous au fond de nous. »
>
> Patrick, 70 ans.

Au fil des enchaînements de traitements, il n'est pas rare de voir s'installer une forme de désespoir, mais toute personne malade qui pleure n'est pas forcément déprimée. Lorsque les événements de la vie sont graves, le fait de pleurer peut être un soulagement.

L'anxiété et la dépression

Il faut savoir les repérer pour mieux les combattre en ayant recours à des médicaments efficaces comme les antidépresseurs prescrits par le médecin.

Angoisse ou dépression ?

L'angoisse est le reflet d'une inquiétude, la dépression d'une « perte de moral ».

Un malade déprimé n'a plus de plaisir ni de désir. Il se sent inutile et croit qu'il n'y a rien à faire. La dépression est un état pathologique de souffrance qui se traite.

Un antidépresseur n'enlève pas la cause de la tristesse mais en traite les conséquences désagréables : troubles du sommeil, absence de tonus, de désir, sentiment de dévalorisation.

Les effets secondaires dépendent des classes de médicaments et de vos antécédents. Ils doivent être surveillés au plan médical, mais ils sont le plus souvent modestes.

Après les traitements initiaux, lorsque survient la rémission tant attendue, des émotions négatives peuvent néanmoins surgir. L'énergie développée pour affronter la période des traitements, le soutien des proches et la présence médicale rassurante s'évanouit.

Il faut « recommencer comme avant », accepter le fait que l'entourage souhaite reprendre une vie normale, rythmée seulement par les consultations de surveillance qui s'espacent. Tout cela n'est pas facile, l'angoisse et la dépression sont fréquentes à ce stade. À terme, l'épreuve traversée peut être une force dans la vie qui aide à relativiser le quotidien, mais dans un premier temps il faut encore du temps pour assimiler ce qui s'est passé.

Y a-t-il un lien direct entre cancer et dépression ?

Rien n'a été démontré. La dépression ne favorise pas la survenue d'un cancer et le fait qu'un patient atteint de cancer est, à l'annonce du diagnostic ou au fil de son parcours thérapeutique, « bouleversé » ou « effondré moralement » ne constitue pas une preuve qu'il existe un lien de causalité entre les deux. Cet état n'est pas une dépression au sens clinique du terme.

Par ailleurs, lorsque l'état général du patient s'aggrave, il est possible que les professionnels de santé sous-évaluent la gravité de la dépression.

Si une rechute du cancer ou une progression de la maladie malgré le traitement sont annoncées, il est possible d'être autant déstabilisé, voire plus, qu'à l'annonce du premier diagnostic.

La sidération, l'incrédulité, la colère et les autres sentiments déjà évoqués peuvent revenir, et cela d'autant qu'est présente l'impression d'avoir « tout donné » durant la première étape de la maladie. Il en résulte souvent une perte de confiance envers l'équipe soignante et la médecine en général.

Repartir dans le processus du traitement peut sembler insurmontable, notamment si le premier traitement a été difficile. Dans ces situations, un soutien psychologique personnalisé est très utile.

La peur

Dans certains cas plus difficiles, le cancer n'est plus contrôlé. L'état général ne cesse de se dégrader et la peur de mourir s'installe. Même si l'équipe médicale se donne tous les moyens pour éviter cette issue fatale, il faut pouvoir envisager cette perspective à plus ou moins longue échéance.

En parler avec le médecin peut permettre d'être rassuré sur sa volonté de rester aux côtés de la personne malade et de proposer les moyens d'éviter la souffrance et aussi de décider du lieu où l'on souhaite passer la fin de sa vie.

En cas de maladie très avancée, il est normal que les sentiments oscillent entre l'espoir de vivre et l'angoisse de la mort. Il peut être important d'envisager sereinement la situation la plus défavorable, « classer ses affaires » comme l'on dit souvent, afin de pouvoir se débarrasser de cette angoisse pour envisager à nouveau des projets de vie, adaptés à la situation médicale.

C'est le malade qui décide de la façon dont il veut se faire aider et entourer, par exemple en dosant les soins et les services qu'il préfère recevoir.

Faire face

Les méthodes psychothérapiques

➤ *Psychothérapie de soutien*

Il s'agit d'un travail de soutien individuel centré sur les émotions ressenties par le patient afin de l'aider à s'adapter à la maladie au fil des différentes étapes qu'il traverse et en tenant compte de ses propres événements de vie. Cette psychothérapie peut être proposée indifféremment par un psychologue ou un psychiatre.

> **Quelle est la différence**
> **entre psychologue et psychiatre ?**
>
> Tous deux peuvent évaluer la condition psychologique, les capacités d'adaptation à la maladie et les besoins de soutien ou de traitement. Le psychiatre est médecin et le seul des deux à pouvoir faire des prescriptions de médicaments et ses consultations sont remboursées par la Sécurité sociale.

Le budget des établissements hospitaliers publics et participant au service public intègre un certain nombre de mesures inscrites dans le Plan cancer. En particulier la nécessité de pouvoir bénéficier d'un psychologue à temps plein pour 1 500 nouveaux patients. La Ligue nationale contre le cancer (LNCC) finance depuis plusieurs années un grand nombre de vacations de psychologie au bénéfice des malades : renseignez-vous !

➤ *Les groupes de soutien*

Le travail du groupe est centré sur l'apport d'information, l'approche de certaines techniques comportementales, la relaxation et le soutien émotionnel apporté par d'autres patients. Il est le plus souvent animé par un médecin et un psychologue. C'est une technique encore peu développée en France, seuls certains grands centres en proposent. On appelle ces groupes « psychoéducationnels ».

➤ *La relaxation*

Il s'agit d'un travail de suggestion qui vise à entraîner une détente à la fois musculaire et psychologique. L'efficacité de cette formule dépend aussi de la disposition d'esprit du patient. Dans certaines situations de tension excessive, la relaxation a des effets minimes et fugaces, mais si le patient est en accord avec ce qu'on lui propose, s'il est en capacité de se concentrer et d'écouter son corps, la relaxation peut apporter un réel mieux-être.

Ce travail est particulièrement adapté aux personnes présentant des troubles liés à l'anxiété (insomnie, état de panique, nausées à l'évocation des traitements...) et aux patients dont les symptômes peuvent être aggravés par l'angoisse, certains essoufflements par exemple.

En région parisienne, des associations telles que Étincelle (qui y ajoute des soins esthétiques, pour les femmes atteintes de cancer du sein) ou Psychisme et Cancer dispensent ce type de prestations (voir adresses internet et autres en annexe).

➤ *La psycho-oncologie*

La psycho-oncologie concerne l'approche psychologique, psychanalytique ou psychiatrique de la personne malade du cancer. C'est une discipline en développement depuis 1998, qui a pour but essentiel d'analyser les répercussions du cancer sur le psychisme des patients et de les aider à vivre le mieux possible leur maladie.

UN SOUTIEN POUR LES MALADES

Cette approche peut être réalisée par un médecin cancérologue (oncologue ou radiothérapeute) formé à la psychologie, un médecin psychiatre et cancérologue, un médecin psychiatre formé à la cancérologie, un psychanalyste ou un psychologue non médecin formé à la cancérologie, un médecin généraliste, un soignant exerçant dans l'univers de la cancérologie... Le Plan cancer a prévu de permettre à chaque patient inscrit dans un Réseau de cancérologie de bénéficier de 3 à 5 consultations « auprès de psychologues de ville formés à la psycho-oncologie et associés au réseau ».

Dès les années 1990, la Ligue nationale contre le cancer (LNCC) avait souhaité faire introduire une formation à la psychologie dans le cursus des études médicales des cancérologues : ce « supplément de formation initiale » devrait pouvoir être généralisé, dans le cadre de la formation initiale ou continue des cancérologues, avant 2010. Depuis plusieurs années déjà, des formations sont délivrées à un nombre limité de praticiens de la cancérologie, en partenariat avec la Société française de psycho-oncologie (SFPO) :

– par certaines universités (Broussais-Curie, par exemple, à Paris-VI) qui délivrent un diplôme universitaire de psycho-oncologie clinique,

– par la Fédération nationale des centres de lutte contre le cancer (FNCLCC) et ses 20 centres spécialisés (séminaires de 2 jours, plusieurs fois par an),

– par des groupes de formation comme celui de Montpellier (relation soignant-soigné en cancérologie) ou à travers des Journées interrégionales de psycho-oncologie (notamment dans le Sud-Est, à partir d'Avignon, Clermont-Ferrand, Marseille, Montpellier ou Nice).

Où avoir accès
à des consultations gratuites ?

Si le centre de la prise en charge possède une unité de psycho-oncologie (se renseigner sur place auprès du service hospitalier ou de l'Espace de rencontre et d'information (ERI) quand il existe), une première consultation gratuite sera proposée. En fonction de l'évaluation et des possibilités du centre, le suivi se fera sur place ou auprès d'un de leurs correspondants. Même fonctionnement si l'on s'adresse au Centre médico-psychologique (CMP) le plus proche de son domicile. Par exemple, à Paris, au moins quatre centres d'accueil gratuits sont proposés :

ACCUEIL CANCER DE LA VILLE DE PARIS (ACVP)

18, rue Quincampoix – 75004 Paris	Tél. : 01 55 26 82 82
161, quai de Valmy – 75010 Paris	Tél. : 01 49 96 75 75
33, boulevard de Picpus (anciens locaux de l'hôpital Rothschild) – 75012 Paris	Tél. : 01 44 73 86 86
5, place d'Alleray – 75015 Paris	Tél. : 01 56 08 55 55

D'une façon générale, on peut appeler le n° Azur 0 810 810 821 (coût d'un appel local) pour connaître l'adresse et le numéro de téléphone du centre d'accueil ou du kiosque d'information le plus proche de son domicile. Des kiosques d'information sont ouverts dans certains hôpitaux (CHU, etc.) et dans les Centres de lutte contre le cancer (CLCC) comme à Nice (à Cap 3000 et Nice-Étoile), Bordeaux, Montpellier, Lyon, Amiens, Nantes, Saint-Nazaire, Niort, Villejuif, Caen, Annecy, etc.

QUESTIONS À POSER AU MÉDECIN

- Si je n'arrive pas à dormir, pouvez-vous me donner un traitement ?
- Si je suis angoissé(e) avant certains examens ou traitements, pouvez-vous me donner un traitement ?
- Si globalement je n'arrive pas à faire face sur le plan psychologique, pouvez-vous m'adresser à un spécialiste ?
- Quel est dans notre région le groupe de soutien ou le groupe de paroles le plus facile d'accès pour moi ?

Partager avec mes proches

« La tendresse est plus forte que la dureté, l'eau est plus forte que le rocher, l'amour est plus fort que la violence. »

Hermann HESS

« Le médecin qui m'a annoncé mon cancer à l'estomac m'a tout de suite rassuré en me disant que ce type de cancer se soignait très bien. De plus, ma femme est infirmière, je n'ai donc pas ressenti d'angoisses liées à des interrogations concernant le processus de soins, les examens… Mon épouse a toujours été une sorte de filtre entre la maladie et moi. »

La parole libère, dit-on, mais lorsque l'on aborde des sujets difficiles, elle peut parfois rester bloquée.

Il n'est pas obligatoire de parler avec toutes ses relations, ses amis, ses proches, de ce qui peut être considéré comme personnel. Mais il faut savoir que ceux qui partagent vraiment votre intimité peuvent avoir des difficultés à communiquer avec vous s'ils ont le sentiment d'être exclus de vos préoccupations.

➤ *Mon conjoint*

Pour le conjoint ou le compagnon, l'annonce du cancer risque d'être aussi difficile à intégrer et cela n'est pas reconnu. Il est lui-même très affligé et il se sent le devoir d'apporter un soutien et de ne pas « craquer ».

L'irruption du cancer dans une vie de couple est une véritable épreuve. La répartition des responsabilités et des charges quotidiennes est modifiée. L'angoisse de chacun s'exprime de manière différente, elle peut être mal interprétée et les malentendus et les incompréhensions s'accumulent. Ainsi, sans y prendre garde, il est possible d'avoir à faire face, non seulement à la maladie, mais aussi à une crise du couple, ce qui n'est pas vraiment facile à affronter dans un tel moment. Il est important de montrer à son compagnon la confiance qu'on lui porte. Dans certains cas, le couple peut en ressortir plus solide.

➤ *Mes enfants*

On souhaiterait protéger ses enfants des épreuves de la vie, ce qui explique qu'il arrive encore souvent qu'ils ne soient pas informés des graves problèmes qui surviennent dans leur famille.

Et pourtant, il faut savoir que les enfants perçoivent très bien si quelque chose de grave survient chez leurs parents ; ils sentent l'appréhension, la tension, mais ne peuvent y mettre des mots. Cela provoque chez eux une angoisse bien plus grande encore. Ce qu'ils imaginent est alors souvent pire que la réalité et ils ne doivent pas se sentir exclus de la famille à un moment si capital pour tous. Plus grave encore, ils peuvent alors se sentir responsables du malheur de leurs parents.

Il est plus opportun de les inclure dans la réflexion de toute la famille. On est alors étonné de voir à quel point ils peuvent, non seulement comprendre des choses complexes, mais également être eux-mêmes un soutien !

Ils ont aussi besoin qu'on leur retire des *idées fausses* de la tête :

Comment parler à mes enfants ?

Il est possible de les informer précisément, en utilisant des mots simples adaptés à leur âge :
– C'est un gros bobo, Maman est malade.
Il faut aussi leur montrer ses sentiments : le chagrin, la peur d'aller à l'hôpital, leur dire que l'on veut partager plus de temps avec eux… Ainsi, ils s'autoriseront eux-mêmes à exprimer leurs propres émotions et pourront être partiellement rassurés, bien plus en tout cas que s'ils sont laissés à l'écart.

■ Le cancer est une maladie contagieuse. La plupart des maladies qu'ils sont amenés à rencontrer dans leur vie d'enfant sont contagieuses, il faut donc les rassurer sur le fait qu'aucun autre membre de la famille ne risque de l'attraper.

■ Une mauvaise pensée ou parole a pu provoquer le cancer. Entre 6 et 10 ans, période dite de « la pensée magique », les enfants peuvent avoir de la rancœur contre eux-mêmes s'ils ont parfois eu des pensées négatives vis-à-vis de leurs parents ou contre ceux qui ont eu de mauvaises paroles.

➤ *Ma famille et mes amis*

Une fois que la nouvelle est connue de tous ceux qui vous sont les plus chers, diverses situations peuvent se présenter : s'il semble qu'en discuter est positif, toutes les possibilités sont alors offertes pour échanger avec tous les amis et tous les membres de la famille sur ce qui se passe.

Il faut savoir profiter de ce que chacun peut apporter et ne pas tenir rigueur à un proche de ne pas être « à la hauteur ». Il est peut-être trop désemparé pour savoir comment parler sans faire de mal, le cancer peut résonner avec ses propres angoisses ou il a lui-même d'autres problèmes en ce moment… En fait, il n'est pas forcément indifférent, il est seulement incapable d'être aidant pour la personne malade à ce moment-là.

Les réactions de mon entourage

- Certains seront fiers de la marque de confiance témoignée.
- D'autres seront embarrassés et n'oseront pas en parler directement.
- Certains vous proposeront une aide purement pratique : garder les enfants, faire des trajets...
- D'autres seront plus prompts à aborder des sujets plus intimes, etc.

➤ *Quand parler reste difficile*

Pour certains patients, parler de leur maladie reste une épreuve. Même s'ils comprennent que le cancer ne devrait pas être un tabou et qu'il n'y a pas de raison de le porter comme un secret honteux, ils n'ont plus la force de raconter cette histoire encore et encore.

La « personne de confiance » qui vous a accompagné(e) dans toutes vos consultations, peut, ici aussi, jouer un rôle essentiel de médiateur avec l'entourage. Elle pourra transmettre des informations et conseiller vos proches afin de savoir comment vous soutenir sans vous importuner.

Quel impact dans la vie sociale ?

100 Questions Réponses pour mieux agir

Après le diagnostic et pendant toute la maladie, il est important de régler rapidement les problèmes économiques et sociaux qui peuvent se présenter :

À quelle assurance ou mutuelle complémentaire ai-je souscrit ou puis-je encore souscrire, pour m'aider à faire face aux dépenses non remboursées par la Sécurité sociale ?

À partir de quand mes indemnités journalières courent-elles lorsque je m'arrête de travailler, et comment va s'organiser ma réinsertion au travail après les traitements ?

Qui va s'occuper de mes enfants pendant ma maladie, si je suis seule ? Etc.

Les démarches sont améliorées si elles sont précoces. Les associations d'anciens malades et les assistantes sociales peuvent vous aider à traiter ces dossiers efficacement. La réforme de l'assurance-maladie et le Plan cancer ont beaucoup contribué, au cours des dernières années, à faciliter l'organisation des soins et des démarches.

Il faut savoir néanmoins que, si le « parcours des soins » est une épreuve, le « parcours des aides » l'est tout autant. Surtout, ne jamais croire que les aides « vont de soi » parce que « vous y avez droit » ! Il est toujours nécessaire de veiller à leur application.

La réforme
de l'assurance-maladie
et le cancer

La réforme de l'assurance-maladie vous donne quelques obligations et vous offre des services nouveaux. Elle vous assure un meilleur suivi personnalisé.

La demande d'Affection de longue durée ALD, que fait votre médecin traitant ou votre médecin cancérologue pour déclarer votre cancer à la Sécurité sociale, est personnellement suivie par le médecin-conseil de votre CPAM[1].

Le médecin traitant vous demande de signer, vous aussi, le formulaire envoyé par le médecin-conseil de la CPAM, afin de marquer votre engagement personnel à suivre le protocole qui a été choisi et accepté.

Vous devez présenter ce formulaire à chaque médecin que vous verrez dans le cadre du traitement de votre Affection de longue durée (ALD).

Pour votre information et pour celle de ceux qui vous soignent, votre médecin vous remet un document que l'on appelle Parcours personnalisé de soins (PPS) qui retrace tous les intervenants et tous les soins dans le cadre du traitement de votre cancer.

Les informations contenues dans ce document (PPS) seront un jour prochain (il est progressivement généralisé dans toute la France à partir de 2007 mais il faudra probablement plusieurs années avant que tout le monde en ait un) intégrées dans un dos-

---

1. La CPAM accepte que la déclaration d'ALD soit faite par un médecin hospitalier (par exemple, le cancérologue) si le traitement doit être engagé sans délai : dans ce cas, la prise en charge à 100 % est accordée pour une période de 6 mois, et c'est à votre médecin traitant de prendre le relais du suivi et de confirmer la demande d'ALD, afin de pérenniser la prise en charge à 100 %.

sier informatisé que l'on appelle Dossier médical personnel (DMP) et qui vous appartient, à vous et à vous seul(e).

Mes droits
de malade et d'usager[1]

Article 2 Droits des usagers	– La Conférence nationale de santé [...] élabore notamment [...] un *rapport annuel* adressé au ministre chargé de la Santé et *rendu public, sur le respect des droits des usagers du système de santé* [...]. La Conférence nationale de santé [...] comprend notamment des *représentants des malades* et des usagers [...].
Article 3 Droits des malades	– Dans chaque région, [...] une Conférence régionale de santé [...] procède à l'*évaluation des conditions dans lesquelles sont appliqués et respectés les droits des personnes malades* et des usagers du système de santé. Cette évaluation fait l'objet d'un *rapport spécifique* qui est transmis à la Conférence nationale de santé. *Ses avis sont rendus publics* [...].
Article 13 Sécurité sanitaire	– Les *professionnels de santé* ainsi que les directeurs de laboratoires d'analyse de biologie médicale [...] *exerçant en dehors des établissements de santé veillent à prévenir toutes infections liées à leurs activités* de prévention, de diagnostic et de soins [...].
Article 37 Droits des associations	– [...] *Peuvent exercer les mêmes droits les associations de consommateurs* [...] *ainsi que les associations familiales* [...] pour les infractions aux dispositions prévues à l'article L-3512-2 (du Code de la santé publique) [...]. – Les *personnes morales peuvent être déclarées pénalement responsables* [...]. (Ex : les associations reconnues représentatives des malades du cancer peuvent se porter partie civile en cas de constat d'infractions aux dispositions du Code de la santé publique revisité par la loi du 9 août 2004).

---

1. Loi de santé publique du 9 août 2004, *Journal officiel* du 11 août 2004.

Article 88 Recherches biomédicales – Comité de protection des personnes – Indemnisation – Répertoire des essais cliniques en cours	– [...] L'*intérêt des personnes qui se prêtent à une recherche biomédicale prime toujours les seuls intérêts de la science* et de la société [...]. – La recherche biomédicale ne peut être mise en œuvre qu'après avis favorable du Comité de protection des personnes mentionné à l'article L-1123-1 (du Code de la santé publique) [...]. Le *promoteur* (ndlr : la personne physique ou morale qui prend l'initiative de la recherche biomédicale, qui en assurte la gestion et qui vérifie que son financement est prévu) *assume l'indemnisation* des conséquences dommageables de la recherche biomédicale pour la personne qui s'y prête et celle de ses ayants droit, sauf preuve à sa charge que le dommage n'est pas imputable à sa faute [...] sans que puisse être opposé le fait d'un tiers ou le retrait volontaire de la personne qui avait initialement consenti à se prêter à la recherche [...]. – Les personnes susceptibles de se prêter à des recherches biomédicales *bénéficient d'un examen médical préalable adapté à la recherche*. Les résultats de cet examen leur sont communiqués directement ou par l'intermédiaire du médecin de leur choix [...]. – L'autorité compétente (ndlr : le ministre chargé de la Santé ou l'AFSSAPS) [...] *établit et gère une base de données nationales* [...], *met en place et diffuse des répertoires de recherches biomédicales autorisées*, sauf si le promoteur s'y oppose pour des motifs légitimes. – À la demande des associations de malades et d'usagers, du système de santé, l'autorité compétente fournit les éléments pertinents du protocole figurant sur la base de données nationales, après en avoir préalablement informé le promoteur qui peut s'y opposer pour des motifs légitimes. Toutefois, l'autorité compétente n'est pas tenue de donner suite aux demandes abusives, en particulier par leur nombre, leur caractère répétitif ou systématique [...].
Articles 89 & 90 Recherches biomédicales – Information de la personne qui s'y prête – Consentement éclairé, donné par écrit – Associations de malades aux CPP	– Information de la personne qui se prête à une recherche biomédicale et recueil de son consentement [...]. – Préalablement à la réalisation d'une recherche biomédicale sur une personne, l'investigateur (ndlr : personne physique qui dirige et surveille la réalisation de la recherche), ou un médecin qui le représente, lui fait connaître notamment : 1– l'objectif, la méthodologie et la durée de la recherche ; 2– les *bénéfices attendus* ; 3– les *éventuelles alternatives médicales* ; 4– les modalités de prise en charge médicale prévues en fin de recherche, si une telle prise en charge est nécessaire [...] ;

	5– son droit d'avoir communication, au cours ou à l'issue de la recherche, des informations concernant sa santé, qu'il détient ; 6– le cas échéant, l'interdiction de participer simultanément à une autre recherche [...]. – À l'issue de la recherche, la personne qui s'y prête a *le droit d'être informée des résultats globaux* de cette recherche [...]. – *Aucune recherche biomédicale ne peut être pratiquée sur une personne sans son consentement libre et éclairé, recueilli après que lui a été délivrée l'information* [...]. – Le *consentement est donné par écrit* ou, en cas d'impossibilité, attesté par un tiers. Ce dernier doit être totalement indépendant de l'investigateur et du promoteur [...]. – Ils (ndlr : les comités de protection des personnes) comportent, en leur sein, des *représentants d'associations de malades* ou d'usagers du système de santé agréées [...]. – Les *événements et les effets indésirables* définis pour chaque type de recherche sont notifiés respectivement par l'investigateur et par le promoteur à l'autorité compétente [...] ainsi qu'au comité de protection des personnes compétent [...]. »
Article 158 Représentants des usagers du système de santé	– [...] Les *représentants des usagers du système de santé*, dans les instances hospitalières ou de santé publique, prévus par la loi n° 2002-303 du 4 mars 2002 relative aux droits des malades et à la qualité du système de santé ou par des textes postérieurs à sa publication, *sont désignés pour un an* [...].

Source : loi 2004-806 du 9 août 2004 (*Journal officiel* du 11 août 2004).

Mes droits d'assuré social [1]

Article 2 Secret des informations	– [...] Toute personne prise en charge par un professionnel, un établissement, un réseau de santé ou tout autre organisme participant à la prévention et aux soins a *droit au respect de sa vie privée et du secret des informations la concernant.* « – Excepté dans les cas de dérogation expressément prévus par la loi, *ce secret couvre l'ensemble des informations concernant la personne venues à la connaissance du professionnel de santé,* de tout membre du personnel de ces établissements ou organismes et de toute autre personne en relation, de par ses activités, avec ces établissements ou organismes. Il s'impose à tout professionnel de santé ainsi qu'à tous les professionnels intervenant dans le système de santé.
Article 2 Échanges avec les proches	– [...] *En cas de diagnostic ou de pronostic grave, le secret médical ne s'oppose pas à ce que la famille, les proches* de la personne malade ou la personne de confiance définie à l'article L. 1111-6 du Code de la santé publique *reçoivent les informations* nécessaires destinées à leur permettre d'apporter un soutien direct à celle-ci, *sauf opposition de sa part.* Seul un médecin est habilité à délivrer, ou à faire délivrer sous sa responsabilité, ces informations [...].
Article 3 Dossier médical personnel (Principes)	– Art. L. 161-36-1. Afin de favoriser la coordination, la qualité et la continuité des soins, gages d'un bon niveau de santé, chaque bénéficiaire de l'assurance-maladie dispose, dans les conditions et sous les garanties prévues à l'article L. 1111-8 du Code de la santé publique et dans le respect du secret médical, d'un *dossier médical personnel constitué de l'ensemble des données* mentionnées à l'article L. 1111-8 du même code, notamment des informations qui permettent le suivi des actes et prestations de soins. Le dossier médical personnel comporte également un volet spécialement destiné à la prévention. – Ce dossier médical personnel est créé auprès d'un hébergeur de données de santé à caractère personnel agréé dans les conditions prévues à l'article L. 1111-8 du même code [...].

---

1. Loi sur l'assurance-maladie du 13 août 2004, *Journal officiel* du 17 août 2004.

Article 3 Dossier médical personnel (Coresponsabilité du malade)	– Art. L. 161-36-2. Dans le respect des règles déontologiques qui lui sont applicables [...] chaque professionnel de santé, exerçant en ville ou en établissement de santé, quel que soit son mode d'exercice, *reporte dans le dossier médical personnel, à l'occasion de chaque acte ou consultation, les éléments diagnostiques et thérapeutiques nécessaires à la coordination des soins* de la personne prise en charge. En outre, à l'occasion du séjour d'un patient, les professionnels de santé habilités des établissements de santé reportent sur le dossier médical personnel les principaux éléments résumés relatifs à ce séjour. – Le *niveau de prise en charge des actes* et prestations de soins par l'assurance-maladie prévu à l'article L. 322-2 *est subordonné à l'autorisation que donne le patient*, à chaque consultation ou hospitalisation, aux professionnels de santé auxquels il a recours, d'accéder à son dossier médical personnel et de le compléter. – *Le professionnel de santé est tenu d'indiquer*, lors de l'établissement des documents nécessaires au remboursement ou à la prise en charge, *s'il a été en mesure d'accéder au dossier* [...].
Article 3 Dossier médical personnel (Interdictions d'accès)	– Art. L. 161-36-3. L'accès au dossier médical personnel ne peut être exigé en dehors des cas prévus à l'article L. 161-36-2, même avec l'accord de la personne concernée. – L'*accès au dossier médical personnel est notamment interdit lors de la conclusion d'un contrat relatif à une protection complémentaire* en matière de couverture des frais de santé et à l'occasion de la conclusion de tout autre contrat exigeant l'évaluation de l'état de santé d'une des parties. L'accès à ce dossier ne peut également être exigé ni préalablement à la conclusion d'un contrat, ni à aucun moment ou à aucune occasion de son application. – Le dossier médical personnel n'*est pas accessible dans le cadre de la médecine du travail* [...]. – *Tout acte de cession à titre onéreux de données de santé identifiantes*, directement ou indirectement, y compris avec l'accord de la personne concernée, est interdit sous peine des sanctions prévues à l'article 226-21 du Code pénal [...].

Article 6 Protocolisation des « soins ALD » (Choix des protocoles avec l'assurance-maladie)	– II. L'intitulé du chapitre IV du titre II du livre III du même code est ainsi rédigé : « Qualité et coordination des soins des patients atteints d'une affection de longue durée. » – III. Le septième alinéa de l'article L. 324-1 du même code est remplacé par trois alinéas ainsi rédigés : « *Le médecin traitant, qu'il exerce en ville ou en établissement de santé, et le médecin conseil établissent conjointement un protocole de soins* qui mentionne les obligations prévues ci-dessus. Ce protocole périodiquement révisable, notamment en fonction de l'état de santé du patient et des avancées thérapeutiques, définit en outre, compte tenu des recommandations établies par la Haute Autorité mentionnée à l'article L. 161-37, les actes et prestations nécessités par le traitement de l'affection et pour lesquels la participation de l'assuré peut être limitée ou supprimée, en application des 3° et 4° de l'article L. 322-3. La durée du protocole est fixée compte tenu des recommandations de la Haute Autorité mentionnée à l'article L. 161-37. *Ce protocole est signé par le patient* ou son représentant légal […].
Article 6 Protocolisation des « soins ALD » (Respect des protocoles et bénéfice de l'exonération)	– *Sauf en cas d'urgence, le patient ou son représentant légal est tenu de communiquer son protocole* au médecin consulté pour bénéficier de la limitation ou de la suppression de sa participation. – Le médecin, qu'il exerce en ville ou en établissement de santé, est tenu de certifier, lors de l'établissement des documents nécessaires au remboursement ou à la prise en charge, qu'il a pris connaissance du protocole et de se conformer aux dispositions réglementant la limitation ou la suppression de la participation de l'assuré […].
Article 6 Protocolisation des « soins ALD » (Prime aux membres des réseaux de soins)	– IV. L'article L. 322-3 du même code est complété par un alinéa ainsi rédigé : « Sur proposition de l'Union nationale des caisses d'assurance-maladie, un décret, pris après avis de la haute autorité mentionnée à l'article L. 161-37, *peut réserver la limitation ou la suppression de la participation des assurés* en application des 3° et 4° du présent article aux prestations exécutées dans le cadre d'un réseau de santé ou d'un dispositif coordonné de soins. »
Article 8 Accès direct au médecin spécialiste (Pénalité)	– […] Un arrêté fixe le montant de la majoration appliquée aux patients qui, sans prescription préalable de leur médecin traitant, consultent un médecin spécialiste hospitalier. *Cette majoration ne s'applique pas aux patients suivant un protocole de soins.* – Elle ne s'applique pas aux consultations et actes réalisés dans le cadre de l'activité libérale des praticiens hospitaliers, ni aux consultations et actes réalisés en cas d'urgence […].

Article 21 Carte de santé (Carte à vie avec photo d'identité)	– [...] Les médecins peuvent, à l'occasion des soins qu'ils délivrent [...] *consulter les données issues des procédures de remboursement ou de prise en charge* qui sont détenues par l'organisme dont relève chaque bénéficiaire de l'assurance maladie. Dans ce cas, *ils en informent préalablement le patient. Le bénéficiaire des soins donne son accord* à cet accès en permettant au médecin d'utiliser, à cet effet, la carte mentionnée à l'article L. 161-31. – Le relevé des données mis à la disposition du médecin contient les informations nécessaires à l'identification des actes, produits ou prestations pris en charge pour les soins délivrés en ville ou en établissement de santé, au regard notamment des listes mentionnées aux articles L. 162-1-7, L. 165-1 et L. 162-17. Il comporte également le code prévu pour les identifier dans ces listes, le niveau de prise en charge et, pour les patients atteints d'une affection de longue durée, les éléments constitutifs du protocole de soins [...]. – Il ne contient *aucune information relative à l'identification des professionnels de santé* prescripteurs [...]. – [...] *Cette carte est valable partout en France et tout au long de la vie de son titulaire,* sous réserve que la personne bénéficie de prestations au titre d'un régime d'assurance-maladie et des mises à jour concernant un changement de régime ou des conditions de prise en charge. Elle est délivrée gratuitement. En cas de vol, perte ou dysfonctionnement, la carte est remplacée par l'organisme d'affiliation de l'assuré [...]. – II. Cette carte électronique comporte un volet d'urgence destiné à recevoir les informations nécessaires aux interventions urgentes. Les professionnels de santé peuvent porter sur le volet, avec le consentement exprès du titulaire de la carte, les informations nécessaires aux interventions urgentes [...].

Source : loi 2004-810 du 13 août 2004 (*Journal officiel* du 17 août 2004).

Le Plan cancer

Les points forts

Le Plan cancer veille à ce que vous puissiez bénéficier :

De conditions décentes et respectueuses de votre dignité lors de l'annonce du diagnostic, c'est ce qu'on appelle le *dispositif d'annonce* qui comprend une ou plusieurs *consultation(s) d'annonce* et un soutien psychologique si vous le souhaitez.

D'un accès rapide aux examens nécessaires au diagnostic et aux soins, quel que soit votre lieu de vie en France, dans une grande ville ou loin des grandes villes.

D'une coordination entre les médecins et, plus généralement, de tous les professionnels de santé qui s'occupent de vous et qui s'organisent en réseau.

D'une continuité des soins après votre hospitalisation, et à votre domicile si nécessaire, de certains soins ou services complémentaires, comme un numéro Azur d'information permanente, un accompagnement psychologique y compris pour votre entourage, etc.

Un suivi permanent

Cela veut dire, entre autres choses, qu'il faut pouvoir vous éviter, ainsi qu'à chaque malade, un certain nombre de difficultés et de souffrances[1] :

Pas d'attente inutile (dans l'idéal !) entre le diagnostic et les examens nécessaires pour pouvoir confirmer ou changer le diagnostic.

Pas d'annonce du diagnostic sans vous rencontrer et sans prendre certaines précautions en organisant votre écoute et votre prise en charge psychologique[2].

Pas d'attente inutile (cet engagement est capital pour vous) entre la confirmation du diagnostic et le début des traitements ; pas de « rupture du lien » entre les médecins spécialistes qui vous prennent en charge, notamment grâce à un dossier unique qui comporte tous les actes de soins vous concernant.

Pas d'abandon psychologique entre les différentes étapes de votre parcours thérapeutique.

Pas de « rupture du lien » avec vous, entre la fin des traitements à l'hôpital et les soins à domicile ou l'absence de soins pendant la rémission, etc.

En somme, il s'agit de vous permettre d'accéder à une certaine qualité d'humanisation et de coordination, qui doit être organisée dans un programme pour bénéficier à tout le monde partout en France.

Là encore, à vous de veiller à ce que les choses se passent ainsi : n'hésitez pas à agir, quitte à devenir insistant.

---

1. Des états généraux de 1998 est issu en 1999 un ouvrage de témoignages et de revendications des malades atteints de cancer : Ligue nationale contre le cancer, *Les Malades prennent la parole*, Ramsay, 1999.
2. C'est ce qu'on appelle le « dispositif d'annonce » au malade (du diagnostic, de la rechute, etc.).

Le Centre de coordination en cancérologie

Dénommé aussi CCC ou 3C, il représente le lieu et l'organisation qui centralise toutes les informations concernant la personne malade. Il peut être placé dans un établissement, au sein d'un Réseau de cancérologie territorial, etc., et c'est à partir de lui que s'organisent :

■ L'annonce de la maladie, ce qu'on appelle le Dispositif d'annonce (DA), qui doit faire l'objet d'une concertation entre les soignants et avec un projet d'accompagnement par un psychologue.

■ La concertation entre les différents médecins spécialistes impliqués, ce qu'on appelle la Réunion de concertation pluridisciplinaire (RCP), lorsque le cas est complexe et nécessite d'élaborer une stratégie particulière.

■ La mise en œuvre du programme thérapeutique, ce qu'on appelle le Parcours personnalisé de soins (PPS), avec toutes ses étapes planifiées.

■ La coordination des différents médecins et soignants concernés ainsi que du psychologue et des acteurs sociaux, dans le cadre d'un Dossier communicant en cancerologie (DCC) et d'un Réseau de cancérologie, qu'il soit local (on l'appelle alors « territorial ») ou régional.

■ Le suivi au fil des cures et entre les cures, jusqu'au domicile, avec les associations de malades, afin qu'il n'y ait pas de « rupture » dans la prise en charge globale, et que le patient bénéficie d'une aide dès que nécessaire.

Les droits
à la Sécurité sociale

Qui peut bénéficier
de la Sécurité sociale en France ?

En principe, tout résident en France bénéficie de la couverture sanitaire de la Sécurité sociale, et pas seulement en faisant appel aux urgences. Les conditions de la prise en charge financière peuvent varier selon la situation de chacun face à l'assurance-maladie.

Chaque ressortissant français, qu'il cotise ou non, est un assuré social. Ceux qui ne cotisent pas sont couverts par un autre assuré et sont des « ayants droit » (conjoint, enfants, parents à charge). Les autres, qui ne cotisent pas et ne sont pas des ayants droit, peuvent bénéficier de la Couverture maladie universelle (CMU).

En cas d'hospitalisation en urgence, en France, toute personne est prise en charge et les problèmes de droit ou d'ordre financier ne sont considérés qu'après les soins, à l'inverse de certains autres pays comme les États-Unis, où l'aspect financier est abordé avant toute intervention médicale.

Chaque résident en France, à titre permanent ou provisoire, même simplement de passage, bénéficie de la prise en charge de la Sécurité sociale française :

Si une convention est passée entre son pays d'origine et la France. Par exemple, un Italien doit faire signer des formulaires dans son pays d'origine avant de venir se faire soigner en France.

Si des accords particuliers existent entre les deux pays compte tenu du contexte diplomatique ou pour des raisons humanitaires, etc.

Cependant, si vous êtes étranger, renseignez-vous, la réglementation est peut-être en train de changer.

Où s'adresser pour connaître mes droits ?

Auprès du numéro vert du Plan cancer, géré par la Ligue nationale contre le cancer (LNCC) : 0 810 810 821.

Pour des renseignements plus personnalisés, adressez-vous aux relais d'information du domaine concerné : l'emploi professionnel, les banques, les assurances, les aides sociales, etc.

Je suis ressortissant européen séjournant en France

Depuis juin 2004, il existe une « Carte européenne d'assurance-maladie », instituée à l'initiative des instances européennes afin de simplifier l'accès aux soins des résidents européens lors d'un séjour temporaire dans un pays étranger.

C'est une garantie pour les organismes finançant le système de soins du pays de séjour que le patient est bien assuré dans son pays d'origine et que les frais engagés seront remboursés par les organismes correspondants de ce pays.

Je suis Français séjournant en Europe

La « Carte européenne d'assurance-maladie » est établie à la demande de l'assuré auprès de sa CPAM. Elle est nominative et individuelle, il faut donc que chaque membre de la famille en ait une.

Elle n'est pas un titre de paiement et l'assuré peut être amené à faire l'avance des frais, et elle ne remplace pas la carte Vitale qui seule sert pour le remboursement en France.

Elle remplace, depuis le 1er janvier 2005 pour les Français de passage à l'étranger (vacances, week-ends, missions professionnelles temporaires, stages, études…) et pour les étrangers de passage en France, les principaux formulaires de séjour temporaire en Europe (E110 pour les transports, E111, E119 pour les chômeurs indemnisés, E128 pour les études, les missions professionnelles temporaires, etc.).

Elle peut être utilisée dans les 25 pays de l'Europe unie, nouveaux entrants inclus, ainsi qu'au Lichtenstein, en Norvège et en Suisse.

Je suis étranger non européen résidant en France

En cas d'urgences médicales ou chirurgicales, toute personne résidant en France a libre accès aux soins, quelle que soit la date de son entrée sur le territoire.

S'agissant de cancer, deux cas sont possibles :

– un soin urgent et ponctuel pour un cancer en cours de traitement,

– une prise en charge initiale de diagnostic d'un cancer.

Hors urgences, l'aide médicale gratuite est acquise :

– pour les résidents depuis plus de 3 mois, qui ont fait une demande de CMU auprès du service social de leur mairie, une demande de réfugié politique, etc.,

– pour les étrangers de passage en France, adressés par leur pays sous convention avec la France (accords bilatéraux de prépaiement par le pays d'accueil et de remboursement ultérieur par le pays d'origine, etc.).

Je suis étranger en France en situation précaire

Vous pouvez vous renseigner auprès des acteurs qui viennent en aide, sur le terrain, aux plus défavorisés et aux étrangers en situation précaire, tels que :

■ Les organismes humanitaires tels que Médecins sans frontières (MSF), Médecins du monde (MDM), le Secours populaire, le Secours catholique, la Croix-Rouge française, etc.

■ Les associations telles que la Ligue nationale contre le cancer (LNCC), des associations plus spécialisées comme Vivre avec (cancer du sein), ou en téléphonant au numéro vert du Plan cancer, afin d'obtenir toutes les précisions nécessaires et, le cas échéant, un accompagnement utile dans vos démarches auprès des administrations et de la Sécurité sociale.

■ Les services sociaux de votre mairie (le Centre communal d'action sociale), de l'assurance-maladie (assistantes sociales de la caisse locale ou de la Caisse régionale d'assurance-maladie) de votre département, de votre région.

Les aides sociales dont je peux bénéficier

■

Les aides sociales durant les soins médicaux

Pour votre prise en charge sociale et médico-sociale à l'hôpital et hors de l'hôpital, vous pouvez vous renseigner :

– auprès de votre Caisse primaire d'assurance-maladie (CPAM) ou régionale (CRAM) ou de votre mutuelle complémentaire,

– auprès du Centre communal (ou intercommunal) d'action sociale (CCAS) de votre mairie, ou du SAMU social (115),

– auprès du Conseil général (département) ou régional (région), qui ont tous un service social apte à répondre à vos questions,

– auprès d'une assistante sociale hospitalière familiarisée avec les problèmes liés à la maladie ; il y en a dans chaque Centre de lutte contre le cancer et dans les services spécialisés des hôpitaux publics ou Participant au service public hospitalier (PSPH),

– auprès de l'assistante sociale des services d'Hospitalisation à domicile (HAD),

– auprès de l'assistante sociale des Services de soins infirmiers à domicile (SSIAD),

– auprès des assistantes sociales du département ou de la région (Conseil général ou régional).

Les problèmes de logement et d'organisation face aux difficultés de la vie quotidienne

Vous pouvez vous adresser :

– à une assistante sociale de la CRAM-Caisse régionale d'assurance-maladie,

– à votre Centre communal d'action sociale (CCAS), votre mairie, votre région (DRASS), votre département (DDASS).

En cas de grande difficulté pour régler vos dettes ou votre loyer, vous pouvez aussi demander l'aide de la Banque de France qui intercédera auprès de vos créanciers.

Les aides sociales pour un handicap lié ou non au cancer

Si vous avez un handicap, la Cotorep vous permet d'ouvrir des droits à indemnisation, en fonction du niveau de handicap qui aura été reconnu. Renseignez-vous auprès du Site pour la vie autonome (SVA) de votre département ou de votre Maison départementale des personnes handicapées (MDPH), etc.

Les aides sociales liées à ma situation de senior

Si vous être âgé(e) de 60 ans et plus : le Conseil général vous permet d'ouvrir des droits à Allocation personnalisée d'autonomie (APA), si vous êtes dépendant et si votre niveau de ressources vous y donne accès.

Renseignez-vous auprès du département (c'est le Conseil général qui décide et qui paie, pour l'APA) ou du Centre local d'information et de coordination (CLIC) le plus proche de chez vous, il y en a plus de 600 en France.

*Je suis salarié(e), quels sont mes droits liés à l'emploi,
à l'exercice de mon métier ?*

Si vous êtes salarié, adressez-vous à une assistante sociale familiarisée avec le droit salarial, ou à un inspecteur du travail, afin de connaître les conditions liées à votre branche d'activité, votre métier, votre convention collective. Ils vous permettront de régler au mieux votre situation professionnelle.

Si vous voulez des informations sur les droits d'assurance-maladie en rapport avec votre branche d'activité, prenez rendez-vous avec un conseiller de votre CPAM ou de votre mutuelle.

*Je suis artisan, commerçant, travailleur indépendant,
quels sont mes droits liés à l'emploi,
à l'exercice de mon métier ?*

Si vous êtes artisan, commerçant, travailleur indépendant ou agriculteur, mieux vaut vous adresser :

– en premier lieu au régime d'assurance-maladie de votre branche et à votre mutuelle professionnelle (par exemple, la MSA pour le monde agricole), qui vous donneront l'essentiel des informations,

– ensuite, à la CPAM si des points restent à clarifier au regard de l'assurance-maladie.

La Couverture maladie universelle

*Qui peut bénéficier de la Couverture maladie
universelle (CMU) ?*

Depuis 2000, la Couverture maladie universelle (CMU) est destinée aux personnes qui n'ont pas les moyens de cotiser à l'assurance-maladie, parce qu'elles n'ont pas d'emploi, sont titulaires du RMI, voire sont dans une telle situation de précarité (SDF, par exemple) qu'elles ne font plus les démarches sociales nécessaires à la reconnaissance de leurs droits.

Comme pour les autres assurés sociaux, il faut distinguer :

– la couverture des dépenses remboursées par la Sécurité sociale, dite « couverture de base »,

– la couverture des dépenses non remboursées par la Sécurité sociale, dite « couverture complémentaire ».

Vous pouvez choisir l'assureur ou la mutuelle qui s'en charge, mais si vous n'exprimez pas votre choix, c'est votre Caisse primaire d'assurance-maladie (CPAM) qui se charge de votre couverture complémentaire (CMUC). Ceci facilite souvent les formalités car tout est alors géré par le même centre.

Vous aurez toutes informations à ce sujet par :

– le service social de votre mairie (le Centre communal ou intercommunal d'aide sociale), le SAMU social (115), la PASS[1],

– votre caisse primaire d'assurance-maladie (CPAM),

– la Caisse régionale d'assurance-maladie (CRAM) ou du département.

Quelles sont les conditions à remplir pour bénéficier de la CMU ?

Il y a trois conditions principales :

– ne pas être déjà couvert par un autre régime d'assurance-maladie ; on ne peut pas cumuler la CMU avec une autre couverture sanitaire,

– résider en France depuis au moins 3 mois – sauf pour les Français rapatriés de fraîche date, les coopérants, les enseignants, les titulaires du Revenu minimum d'insertion (RMI), d'une allocation familiale, d'une allocation handicapée, etc.,

---

1. PASS : Permanence d'accès aux soins de santé ; il y en a environ 400, dans les hôpitaux, pour les personnes les plus démunies. La PASS s'occupe de tout.

– avoir des ressources inférieures à un plafond fixé par les pouvoirs publics et qui peut être réévalué chaque année (environ 7 000 euros/an pour 1 personne, 10 000 pour 2 personnes, etc.).

L'ouverture des droits liés à la CMU est-elle immédiate ?

Oui, l'affiliation est « sans délai » pour toute personne déclarant n'avoir pas d'assurance-maladie ni assurance-maternité. Elle est effective dès le dépôt conforme du dossier à la Caisse primaire d'assurance-maladie (CPAM) qui gère votre CMU.

La couverture CMU complémentaire est acquise de droit (sans avoir à faire de démarche) pour les titulaires du RMI et leurs ayants droit, et sous conditions de ressources identiques à la couverture CMU de base.

À quoi la CMU donne-t-elle droit ?

La CMU ouvre droit à l'exonération du ticket modérateur (prise en charge à 100 %), que ce soit auprès d'un médecin généraliste ou spécialiste, d'un établissement d'hospitalisation, d'une pharmacie ou de tout autre acteur ou centre de santé.

Les personnes bénéficiaires de la CMU peuvent être prises en charge dans le secteur privé comme dans le secteur public (les bénéficiaires de la CMU hospitalisés sont presque aussi nombreux à l'être dans les cliniques privées que dans les hôpitaux publics), qu'il s'agisse de soins médicaux et infirmiers, de médicaments, de dispositifs médicaux (pansements, etc.), d'interventions chirurgicales ou de radiothérapie.

La prise en charge à 100 %

Tout ce qui est inscrit dans le « protocole de soins » de votre cancer est pris en charge à 100 %. Ce protocole a été signé par vous, par votre médecin et par le médecin-conseil de votre Caisse primaire d'assurance-maladie (CPAM).

Il peut y avoir des éléments non prévus au départ et intégrés dans le protocole de prise en charge en cours de traitement, en fonction de votre état de santé et de ce que votre médecin peut décider dans votre intérêt. D'une manière générale, ils sont pris en charge à 100 %.

Certains soins complémentaires qui ne seraient pas prévus (ou réintégrés) dans le protocole, même s'ils sont prescrits par le médecin, ne font pas l'objet d'une prise en charge à 100 %. Ils doivent être pris en charge, pour la partie non remboursée par la Sécurité sociale, soit par une mutuelle ou une assurance complémentaire, soit par la personne malade elle-même. Par exemple les nutriments oraux sont pris en charge, depuis juillet 2000, à hauteur d'un prix plafonné ; au-delà du plafond, vous devez payer le complément.

C'est le médecin signataire du protocole de soins qui doit vous avertir de ce type de problèmes.

On appelle « Affections de longue durée exonérantes du ticket modérateur » les « affections comportant un traitement prolongé et une thérapeutique particulièrement coûteuse », mentionnées sur une liste établie par décret et figurant dans le Code de la Sécurité sociale.

Il existe 30 ALD et le cancer en fait partie. L'assurance-maladie distingue 2 catégories d'affections de longue durée (ALD) pouvant être prises en charge à 100 % :

– les affections inscrites sur la liste des 30 affections de longue durée (ALD 30) comportant un traitement prolongé et une thérapeutique particulièrement coûteuse, dont fait partie le cancer,

– les affections dites « hors liste » : il s'agit de maladies graves, de forme évolutive ou invalidante, et comportant un traitement prolongé d'une durée prévisible supérieure à 6 mois et une thérapeutique particulièrement coûteuse (comme des embolies pulmonaires à répétition ou une dégénérescence maculaire).

Les principales affections de longue durée

On dénombre quelque 5,7 millions d'assurés atteints d'une affection de longue durée et pris en charge à 100 % par l'assurance-maladie dont 868 665 pour le cancer.
Les ALD les plus fréquentes au cours des dernières années sont :
– les pathologies cardio-vasculaires,
– les tumeurs malignes,
– les psychoses,
– le diabète.

Quelles sont les étapes de la prise en charge à 100 % ?

Le déroulement des démarches d'obtention de l'exonération du ticket modérateur, c'est-à-dire de la prise en charge à 100 %, est, en principe, le suivant :

– le médecin traitant déclare l'affection de longue durée (ALD), ici le cancer, au médecin-conseil de votre caisse primaire d'assurance-maladie (CPAM), ce qui revient à faire la demande d'exonération,

– le médecin traitant reçoit notification de l'accord du médecin-conseil de la CPAM ainsi que le formulaire ALD correspondant,

– le malade (vous-même) reçoit chez lui un courrier du médecin-conseil de la CPAM lui indiquant son accord et vous invitant à actualiser votre carte Vitale, condition pour bénéficier des 100 %,

– le malade (vous-même) actualise et, par là, valide sa carte Vitale : quel que soit votre domicile, votre régime d'assurance-maladie ou votre centre de paiement, vous pouvez faire valider votre carte Vitale n'importe où en France à une borne de la pharmacie d'officine la plus proche, de votre CPAM, de votre mairie, de l'hôpital ou de la clinique, de certains centres de santé, laboratoires d'analyse médicale, etc.,

– le médecin traitant, c'est-à-dire, ici, celui qui va piloter votre parcours thérapeutique, remet au malade (vous-même) le volet patient du formulaire de prise en charge,

– le malade (vous-même) signe le volet du formulaire qui lui a été remis, autre condition (depuis 2005) pour bénéficier des 100 %,

– le malade (vous-même) présente ce volet de formulaire à chaque médecin qu'il rencontre dans le cadre de la prise en charge de son ALD.

Qui effectue les démarches auprès de la CPAM ?

C'est le médecin qui a porté le diagnostic de cancer, qui a présidé au bilan diagnostique et au choix du parcours thérapeutique, qui fait la démarche auprès de la CPAM pour demander votre prise en charge dans le cadre des ALD et faire agréer votre protocole de soins. Ce peut être un médecin généraliste, un gynécologue, un urologue, un pneumologue ou un cancérologue.

Si j'ai une autre maladie, en plus du cancer, est-ce que je suis pris en charge à 100 % ?

L'affection dite de longue durée peut être accompagnée d'« affections annexes » qui surviennent pendant la maladie chronique mais ne sont pas directement liées à la maladie principale.

Ces affections annexes, si elles ne sont pas prévues (ou inté-grées *a posteriori*) dans le protocole de soins de la maladie princi-pale (ALD), ne sont pas prises en charge à 100 %, elles sont rem-boursées séparément.

Exemple : vous êtes soigné(e) pour une affection passagère qui n'a aucun lien avec votre cancer. Interrogez votre médecin, il doit pouvoir vous donner les explications nécessaires.

Vous entrez alors dans le groupe des malades atteints de ce que les médecins appellent des polypathologies : c'est le cas lors-que le patient est atteint de plusieurs affections caractérisées entraînant un état pathologique invalidant et nécessitant des soins continus d'une durée prévisible supérieure à 6 mois.

Qu'est-ce qui n'est pas pris en charge à 100 % ?

La prise en charge à 100 % couvre les dépenses de médica-ments dits anticancéreux, les médicaments antidouleur et les médicaments reconnus dans le cadre du traitement des effets secondaires de la maladie.

La prise en charge à 100 % ne concerne pas :

– les dépassements d'honoraires, qui peuvent être pris en charge par l'assurance complémentaire, mutualiste ou privée,

– la participation forfaitaire de 1 euro, appliquée en principe une seule fois, au premier achat, dans le cadre d'un protocole de soins,

– le forfait hospitalier, qui est pris en charge par les assurances et mutuelles complémentaires.

L'ordonnance en deux parties

Le médecin rédige une ordonnance qui comprend 2 zones de prescriptions d'où son nom :

Une partie supérieure, réservée aux soins et traitements en rapport avec l'ALD et pris en charge à 100 % sur la base des tarifs de la Sécurité sociale. Pour en bénéficier, il est nécessaire d'avoir mis à jour sa carte Vitale à l'une des bornes de la CPAM, d'un hôpital ou d'une pharmacie.

■ *Une partie inférieure*, réservée aux soins et traitements sans rapport avec l'ALD et pris en charge aux taux habituels, à charge pour l'assuré de se faire rembourser la part non remboursée par la Sécurité sociale (30 à 70 % en général) par son assurance ou sa mutuelle complémentaire.

*Les caisses primaires d'assurance-maladie (CPAM)
accordent-elles toutes exactement
les mêmes conditions de remboursement ?*

Pour l'essentiel, oui, mais à quelques réserves près, qui tiennent à l'histoire de la Sécurité sociale et à la marge d'initiative de chaque CPAM, en fonction de l'état de santé et des comportements de soins de la population localement. Cette marge ne concerne qu'une petite minorité d'actes.

Ainsi, certains montants remboursés par la Sécurité sociale, hors assurance ou mutuelle complémentaire, peuvent varier, lorsqu'ils correspondent à une action de santé publique ou d'aide sociale que la CPAM souhaite promouvoir, pendant un temps, dans sa circonscription.

L'histoire et l'organisation de la Sécurité sociale font que les CPAM, au nombre de 128, peuvent ainsi décider, par exemple :

■ De favoriser telle action de prévention et de rembourser intégralement certains actes médicaux (dans le cadre d'une priorité de santé publique, par dérogation aux tarifs et conditions de remboursement standard…).

■ De favoriser tel réseau de proximité qui existe dans sa circonscription en offrant, par exemple, des services supplémentaires aux personnes malades traitées à domicile, etc. (le Réseau de cancérologie dans ses actions de sensibilisation des médecins généralistes ou dans ses actions de réduction du nombre des hospitalisations évitables et de maintien à domicile).

Renseignez-vous auprès de votre médecin pour qu'il vous en parle, ou de votre CPAM pour savoir si des mesures spécifiques existeraient et pourraient vous concerner selon l'organisation choisie pour votre parcours de soins entre hôpital et domicile.

Comment puis-je connaître les conditions précises de remboursement par ma CPAM ?

Il ne faut pas hésiter à interroger le médecin-conseil qui a cosigné votre protocole d'accord, afin de faire préciser les limites exactes de votre prise en charge. Depuis le 15 novembre 2005, chaque dossier d'ALD est en principe personnellement suivi par un médecin-conseil, ce qui n'était pas toujours possible auparavant compte tenu du faible nombre de médecins-conseils.

Il faut donc vérifier :

– que parmi les priorités de santé publique de votre CPAM (dépistage précoce, aide à l'information, suivi personnalisé, etc.) figurent éventuellement des actions qui pourraient vous concerner,

– que l'organisation des soins vous ouvre des accès à des services personnalisés pris en charge (aide au maintien à domicile, soutien des aidants, etc.),

– quels actes éventuels votre CPAM accepte de rembourser à titre dérogatoire ou exceptionnel (votre médecin traitant est informé), sachant que les paramètres de remboursements effectifs peuvent varier d'une CPAM à une autre.

Cela ne devrait rien changer en pratique, pour vous, financièrement, si vous avez une assurance ou une mutuelle complémentaire. Renseignez-vous auprès de votre assurance ou de votre mutuelle complémentaire, sur les conditions précises de remboursement de toutes les prestations. Par exemple dans quels cas n'avez-vous rien à débourser de votre poche par avance ? Dans quel cas peut-il y avoir un reliquat à votre charge et non remboursé (hormis le forfait hôtelier journalier de 16 euros et la contribution personnelle de 1 euro – non répétitive dans le cas d'une ALD – que de nombreuses assurances et mutuelles complémentaires ne veulent pas rembourser par principe, afin de responsabiliser leurs adhérents), etc. ?

Les relations avec mes médecins

Le médecin traitant

Choisir mon médecin traitant

Depuis le 1er janvier 2006, l'assurance-maladie demande à tout assuré social dès l'âge de 16 ans de choisir un médecin traitant et de le consulter avant d'aller voir un spécialiste sous peine de remboursement amoindri des frais médicaux présentés à la CPAM. Il est celui qui vous suit régulièrement, vous est familier et connaît votre histoire. Pour les maladies dites « ALD », comme le cancer, qui ouvrent droit au remboursement à 100 %, vous pouvez consulter directement un spécialiste.

N'importe quel médecin inscrit à l'ordre des médecins peut être médecin traitant : il peut donc s'agir d'un médecin généraliste, votre médecin de famille par exemple, ou un médecin spécialiste, par exemple votre gynécologue, votre rhumatologue, votre urologue.

Vous pouvez consulter directement un autre médecin, sans passer par votre médecin traitant :

– dans les cas d'urgences, lorsque vous êtes géographiquement très éloigné(e) de votre domicile,

– en ophtalmologie, en gynécologie et en psychiatrie (psychiatre, neuropsychiatre). La pédiatrie également est à part, puisque l'obligation d'avoir un « médecin traitant » ne s'applique qu'aux assurés sociaux considérés par la médecine comme étant « d'âge adulte » (16 ans et plus).

Enfin, le passage obligé, en premier, par le médecin traitant est aussi suspendu lorsque celui-ci est… en vacances : vous pouvez consulter son remplaçant, s'il y en a un (celui-ci indiquera alors : « médecin traitant remplacé ») et si vous le souhaitez, mais vous n'y êtes pas obligé(e) par l'assurance-maladie.

Comment dois-je faire pour déclarer le choix de mon « médecin traitant » ?

Si vous ne l'avez pas encore fait, il vous suffit de remplir et de signer avec le médecin de votre choix une « Déclaration du choix du médecin traitant », dont vous trouverez un formulaire sur le site de la Sécurité sociale : www.ameli.fr/261/DOC/1640/article.html.

Vous adressez cette déclaration cosignée à votre Caisse primaire d'assurance-maladie (CPAM), séparément ou avec votre prochaine feuille de maladie.

Si j'ai un cancer, suis-je obligé de passer par mon médecin traitant ?

Oui :

– c'est votre médecin traitant qui est l'interlocuteur de la CPAM,

– c'est votre médecin traitant qui vous suit directement pour votre cancer, comme c'est le cas, par exemple, de certains médecins généralistes en zone éloignée des centres spécialisés,

– le médecin spécialiste habilité en cancérologie ou d'un centre hospitalier spécialisé lui a délégué les soins, du fait de l'éloignement, par exemple,

– vous présentez au remboursement des frais qui ne correspondent pas à ceux prévus dans votre protocole de soins personnalisé, et que l'accord de votre médecin traitant sur ces dépenses prescrites vous est nécessaire vis-à-vis de la CPAM.

Le médecin référent

Que signifie « médecin référent » en cancérologie ?

En cancérologie, le « médecin référent » est celui qui, dans votre parcours de malade, vous sert de référence – et sert de « référent » auprès de ses confrères – pour vous guider dans le traitement de votre cancer, pendant le temps de votre prise en charge.

Il peut s'agir :

– du médecin spécialiste d'organe, votre gynécologue, votre urologue, votre pneumologue, par exemple, qui a été à l'origine du dépistage de votre cancer,

– d'un médecin spécialiste non cancérologue (gynécologue, chirurgien) mais « compétent en cancérologie » (diplôme spécifique) ou d'un médecin cancérologue, c'est-à-dire spécialisé dans la prise en charge de tous les cancers (oncologue médical ou oncologue radiothérapeute) qui vous a pris(e) en charge à partir du diagnostic,

– d'un médecin généraliste ayant été formé aux spécificités de la maladie cancer. C'est le cas, notamment, de médecins-relais, à Paris et en province, appartenant à un *réseau de soins en cancérologie.*

Puis-je choisir mon médecin référent ?

En principe, vous avez le droit de choisir qui vous voulez comme médecin référent.

En fait, mieux vaut que le médecin référent, lorsqu'il s'agit d'une maladie complexe comme le cancer, ait les connaissances nécessaires dans ce domaine. Dès que vous allez entrer dans le processus des examens diagnostiques, vous serez en contact avec un médecin spécialisé qui connaît la maladie et ses traitements, et qui est en contact avec votre médecin traitant (que ce dernier ait ou non déclenché le processus des examens diagnostiques). C'est alors que vous ferez la connaissance de votre « médecin référent en cancérologie ».

Que suis-je en droit d'attendre de mon médecin référent ?

La circulaire de référence en cancérologie[1] précise les droits du malade atteint d'un cancer, ce qui correspond à un certain nombre d'obligations pour les professionnels de santé. Il faut notamment :

Que vous ayez un accès rapide au diagnostic, ce qui impose une modernisation des équipements et une bonne organisation de la chaîne des examens nécessaires.

Que vous ayez connaissance du diagnostic dans des conditions bien organisées et pas n'importe comment (par fax, par message téléphonique sur répondeur, etc.) : c'est ce qu'on appelle le Dispositif d'annonce (DA) qui doit être appliqué à tous les nouveaux malades en 2006.

Que vous soyez informé(e) des différentes étapes (examen de votre dossier par plusieurs experts, choix de la stratégie la mieux adaptée à votre cas, orientation vers tel ou tel spécialiste), des différentes modalités (types de traitements, délais d'attente, calendrier prévisionnel, accès au dossier médical, etc.) de votre parcours thérapeutique, c'est ce qu'on appelle le Parcours personnalisé de soins (PPS). Ce document où sont consignés tous les actes vous concernant vous est remis par votre médecin.

Que vous soyez assuré(e) de bénéficier d'une prise en charge globale et continue, à l'hôpital comme au domicile. Une prise en

1. Circulaire DHOS/SDO/2005/ n° 101 du 22 février 2005 relative à l'organisation des soins en cancérologie. Ministère des Solidarités, de la Santé et de la Famille, direction de l'hospitalisation et de l'organisation des soins.

charge continue, cela veut dire qu'il ne faut pas que vous vous sentiez soudain « lâché(e) » par les soignants, le psychologue, les acteurs sociaux qui vous accompagnent, lorsque vous cessez un traitement ou lorsque vous rentrez chez vous.

Quels sont les liens entre les différents médecins qui s'occupent de moi ?

Ils sont informés des étapes et des modalités par votre Parcours personnalisé de soins (PPS), document qui vous est remis par votre médecin.

Tous les médecins et soignants qui vont intervenir dans votre parcours communiquent entre eux à travers le Réseau de cancérologie dans lequel vous êtes inscrit, ou au sein d'une coordination plus informelle mais réelle.

Il est, en effet, indispensable que les professionnels de santé soient tenus au courant de l'évolution des traitements et des soins. Il existe entre eux un document que l'on appelle Dossier communicant en cancérologie (DCC), où figurent les informations scientifiques qui les concernent, et qui est le pendant de votre Parcours personnalisé de soins (PPS), véritable cahier de liaison.

Votre « médecin référent », qui vous prescrit le traitement, est votre interlocuteur principal. C'est vers lui que vous devez aller pour toute question *médicale et scientifique* vous concernant.

Comment est respecté le secret médical dans un Réseau de cancérologie avec des professionnels de santé que je ne connaîtrai pas ?

Un réseau ne peut fonctionner que si l'information circule. C'est pourquoi, la loi permet exceptionnellement aux médecins et professionnels de santé qui appartiennent à un réseau de santé d'échanger des informations entre eux sur un même malade, à condition que ce soit dans l'intérêt du malade et avec l'accord de celui-ci : vous gardez donc la clé de l'autorisation nécessaire pour échanger des informations, au sein d'un réseau ou hors d'un réseau !

Le respect du secret médical s'impose à chaque médecin, chaque soignant, chaque kinésithérapeute, chaque psychologue, etc., car cela ne change rien à ses devoirs personnels vis-à-vis de vous !

Même si un professionnel de santé du Réseau de cancérologie ne vous connaît pas et ne vous soigne pas directement, le devoir de secret s'impose à lui !

*Qui pilote les soins à domicile :
le médecin cancérologue ? le médecin de famille ?
l'infirmière à domicile ?*

À domicile, si vous revenez directement d'une hospitalisation complète (nuit et jour), le service hospitalier a préparé votre sortie de l'établissement, avec une infirmière-relais d'un service d'Hospitalisation à domicile (HAD) ou d'un Réseau de cancérologie ou d'un cabinet d'infirmières libérales, afin que votre dossier vous suive :

– à travers une Hospitalisation à domicile (HAD) dont le programme est fixé par le médecin hospitalier,

– et consigné dans votre Parcours personnalisé de soins (PPS), qui contient toutes les informations immédiatement utiles vous concernant,

– en prévenant votre médecin traitant de votre situation,

– en alertant, le cas échéant, un centre de soins infirmiers proche de chez vous.

Sur place, l'infirmière qui vous soigne applique et suit votre programme de soins, dont elle tient le médecin traitant informé.

Elle peut d'elle-même prendre la décision de traiter votre douleur si cela n'avait pas été prévu ou si votre traitement de la douleur était interrompu et qu'il faille le maintenir d'urgence.

*Puis-je avoir comme médecin référent mon médecin traitant
pour m'accompagner tout au long de la maladie ?*

Oui. Le médecin qui vous accompagne peut ne pas être votre médecin cancérologue, mais votre médecin traitant si c'est lui que vous choisissez.

Le problème qui peut se poser, s'agissant du médecin qui suit directement votre traitement, n'est qu'un problème de compétences médicales dans le domaine du cancer : votre médecin référent, en attendant que tous les médecins spécialistes ou généralistes soient formés à la cancérologie, doit être de préférence un médecin qui connaît bien la cancérologie.

Comment faire en cas de litige avec mon médecin ?

Dans un premier temps, il est souhaitable que vous informiez votre médecin de votre insatisfaction, en précisant vos griefs, et qu'un dialogue minimum puisse s'établir entre vous et lui, éventuellement par l'intermédiaire de votre « personne de confiance », d'un membre de votre entourage, d'un autre médecin que vous connaissez bien, etc.

Si vous n'arrivez pas à régler le litige avec lui, vous pouvez contacter :

– la Commission de conciliation, structure indépendante créée par la loi du 4 mars 2002 dans chaque région (www.sante.gouv.fr/ www.fhf.fr),

– ou l'ordre national des médecins qui dispose de conciliateurs (www.conseil-national.medecin.fr/),

– ou la Ligue nationale contre le cancer (Tél. : 0 810 810 821),

– ou l'Institut national du cancer (www.e-cancer.fr).

*Comment puis-je faire, si je ne veux pas « tout savoir »
et si je ne veux pas que mon entourage sache ?*

■ Vous avez le droit de ne pas vouloir savoir, et le médecin doit respecter ce refus : mais dites-le alors très clairement et avant même l'annonce du diagnostic, afin d'éviter tout malentendu !

■ Vous avez le droit de ne pas vouloir que votre entourage soit informé de votre maladie et de son état d'avancement. Dans ce cas, dites-le immédiatement au médecin, si possible avant l'annonce du diagnostic ou sinon pendant cette annonce, à condition que vous ne soyez pas accompagné.

Dans tous les cas, voyez avec votre médecin comment le respect de votre volonté est concrètement applicable :

– dans votre situation familiale et sociale d'une part,

– en tenant compte de l'évolution prévisible de votre état de santé d'autre part.

Il faut que vous sachiez que, si votre état s'aggravait au point de questionner le médecin sur votre capacité de décision, il pourrait alerter vos proches.

*Le psycho-oncologue peut-il m'aider dès l'annonce
et par la suite, avant, pendant, après le traitement ?*

Le psychologue, qui s'appelle psycho-oncologue lorsqu'il est psychologue ou psychiatre très spécialisé en cancérologie ou lorsque c'est un cancérologue formé à la psycho-oncologie, peut jouer un rôle essentiel auprès de la personne qui vient de recevoir l'annonce de la maladie. Il peut aussi être présent tout au long du parcours thérapeutique et après la fin des traitements, lorsqu'il s'agit de reprendre une vie sociale, voire professionnelle, et de ne pas se laisser envahir par la hantise d'une rechute.

Le psychologue ne résout pas tous les problèmes psychologiques d'une personne malade. Le choc de l'annonce peut aussi faire émerger des problèmes qui étaient restés enfouis et « dormants », par exemple dans certaines relations familiales, personnelles, etc.

Mais le psychologue peut aider la personne malade et son entourage à surmonter des moments difficiles, et notamment le sentiment d'isolement profond qui envahit l'esprit après la prise de conscience de la maladie.

Le médecin-conseil de la CPAM

Qu'est-ce qu'un médecin-conseil ?

Le médecin-conseil de l'assurance-maladie est celui qui discute et contrôle les ordonnances des médecins prescripteurs (spécialistes ou généralistes), afin de veiller à ce que les protocoles de soins qui ont fait l'objet d'un consensus médical soient respectés.

C'est lui qui autorise les engagements de dépenses médicales remboursables par la CPAM, il ne s'occupe pas des dépenses de santé non remboursables par l'assurance-maladie.

Il faut savoir que le médecin-conseil ne dépend pas du directeur de la CPAM. Il n'y a pas de lien hiérarchique entre eux. Le médecin-conseil de la CPAM dépend du médecin-conseil régional qui dépend du médecin-conseil national. Il s'agit d'une hiérarchie à part.

À l'automne 2006 a été créé, au niveau national de l'assurance-maladie, un département de surveillance des fraudes aux remboursements, qui a pour mission d'aider tout le corps des médecins-conseils en France à détecter les « escrocs professionnels à l'assurance-maladie » et les trafics illégitimes de biens sanitaires remboursés entre ressortissants français et étrangers.

Cela dépend du rôle de chacun :

– votre médecin (traitant ou référent) se charge de la demande d'ALD et votre médecin référent convient du protocole de soins avec le médecin-conseil, puis vous le fait signer : c'est lui qui est en relation directe avec le médecin-conseil de la CPAM pendant votre parcours thérapeutique ; en cas de complexité, le protocole peut sortir des « standars » ;

– votre médecin traitant, qui peut être consignataire du protocole de soins avec le médecin référent, vous suit et organise, avec le médecin cancérologue et avec le médecin-conseil, votre sortie du parcours thérapeutique. C'est lui qui est en relation directe avec le médecin-conseil de la CPAM en dehors de votre parcours thérapeutique anticancer.

Les autres médecins qui interviennent dans le cadre du protocole de soins ont, en principe, un rapport indirect avec le médecin-conseil.

La prise en charge

Chaque personne malade a le droit d'accéder à des soins de qualité, prescrits et dispensés par des *professionnels qualifiés*.

Dans le cas de la maladie cancer, la qualité dépend aussi de :

– la spécialisation des connaissances,

– la coordination des pratiques de soins.

Dès le diagnostic, il faut poser à votre médecin des questions qui concernent l'organisation en dehors de l'aspect médical. Une bonne organisation peut être aussi importante pour la vie quotidienne du malade que le traitement lui-même, car elle peut éviter à la personne malade bien des tracas, des attentes et des inquiétudes inutiles !

Il existe quelques critères qui sont édictés par les cancérologues eux-mêmes à travers l'Institut national du cancer (INCa) : vous les trouverez sur le site de l'Institut national du cancer (INCa : www.e-cancer.fr) et sur celui de la Haute Autorité de santé (HAS : www.has-sante.fr).

Mais il est vrai que ce n'est pas simple à connaître, pour le patient : le meilleur moyen est encore d'interroger votre médecin.

Il ne faut donc pas hésiter à lui poser d'emblée des questions sur la qualité de l'organisation, telles que :

Avez-vous une *spécialisation en cancérologie* – si le médecin est spécialiste d'organe ou s'il s'agit d'un chirurgien ? Une réponse négative ou évasive doit être complétée par la suivante.

Tenez-vous des *réunions de concertation pluridisciplinaire* sur les dossiers de vos patients atteints de cancer ? Une réponse négative peut être de mauvais augure pour votre propre dossier.

Le centre de soins spécialisé auquel vous m'adressez ou auquel vous appartenez s'inscrit-il dans un Réseau de cancérologie ? L'absence de réseau peut signifier absence de concertation entre plusieurs médecins sur votre dossier.

Combien de malades atteints de cancer sont-ils traités par vous chaque année ? Si le nombre est très petit, on peut s'interroger, sauf dans les cancers très rares.

Existe-t-il auprès de vous une *organisation coordonnée* chargée de m'informer sur mes droits professionnels, le soutien psychologique dont je pourrais avoir besoin, les aides sociales auxquelles je peux prétendre, les conditions de mes allers-retours entre l'hospitalisation et les soins à domicile ?

Il existe, dans certains établissements de soins (une douzaine en 2005), et notamment dans certains Centres de lutte contre le cancer (CLCC), des Espaces de rencontre et d'informations (ERI) où peuvent accéder les personnes malades mais aussi l'entourage, le grand public intéressé.

Hors de l'univers hospitalier, on peut s'informer auprès :

– des *sites internet* les plus directement concernés, comme celui de votre CHU (par exemple, www.chu-rouen.fr), celui de la Fédération des centres de lutte contre le cancer (www.fnclcc.fr), celui de la Ligue nationale contre le cancer (www.ligue-cancer.asso.fr), celui de l'Institut national du cancer (www.e-cancer.fr),

– des *kiosques ou bornes d'information* dans les établissements de santé (renseignez-vous s'ils ne sont pas évidents et demandez à l'accueil où vous pouvez vous informer, s'il n'y en a pas),

– des *101 antennes de la Ligue nationale contre le cancer* (LNCC), dont la liste des adresses figure sur le site internet,

– du *numéro vert* installé avec l'aide du Plan cancer par la Ligue et accessible à tous publics : 0 810 810 821,

– des *cabinets de certains médecins cancérologues* privés et organisés en Réseau de cancérologie (ainsi Oncomel à Lille),

– des bornes d'information des Caisses primaires d'assurance-maladie, des pharmacies de ville, des mairies, etc.,

– des Centres communautaires d'action sociale (CCAS) au sein des mairies,

– des principaux Centres locaux d'information et de coordination (CLIC) (il en existe au total plus de 500) qui centralisent les informations pour les personnes âgées de 60 ans et plus, etc.

*Quels sont les intervenants
médicaux et infirmiers à mon domicile ?*

MÉDECINS

■ **Le médecin traitant**, médecin généraliste (ou, plus rarement, spécialiste d'organe), vient à domicile lorsque cela est nécessaire. Il peut prescrire la demande d'ouverture des droits attribués aux personnes atteintes d'une Affection de longue durée (ALD) exonérante du ticket modérateur, l'Hospitalisation à domicile (HAD), la rééducation, la kinésithérapie, la crénothérapie (thermalisme), les passages d'infirmiers, l'octroi d'une aide ménagère relevant du département (DDASS, Conseil général), la demande d'une procédure d'urgence auprès de la Cotorep (pour les personnes ayant à faire valoir un handicap). S'il est engagé dans un Réseau de cancérologie, il peut aussi prescrire des consultations de psychologie.

■ **Le médecin spécialiste** qui suit de près la personne malade (et qui peut être, le cas échéant, le médecin traitant parce qu'il a été choisi par le patient pour remplir cette fonction aussi) peut venir à domicile si cela est nécessaire. Il peut prescrire, en dehors des traitements, la demande d'ouverture de droits sociaux ou de soins de support (psychologie, etc.).

■ **Le médecin d'un service d'Hospitalisation à domicile (HAD)** vient rarement au domicile. Il n'est pas choisi par le patient : c'est le médecin qui choisit la structure d'HAD pour le patient. Il peut, dans le cas de maladies lourdes et/ou chroniques comme le cancer, jouer un rôle de « chef d'orchestre organisationnel » de la dispensation des soins à domicile : c'est lui qui, avec le médecin traitant et sur les indications du médecin cancérologue, supervise l'administration des soins médicaux, vérifie la bonne application des prescriptions et la bonne organisation des différents acteurs soignants.

INFIRMIERS

L'infirmière est titulaire d'un diplôme d'État (DE). L'infirmière à domicile peut être une infirmière appartenant à un Service de soins infirmiers à domicile (SSIAD), une *infirmière libérale* (travailleur indépendant, associé ou non à un réseau de santé) ou une *infirmière appartenant à une structure d'HAD*. Cette structure peut appartenir à un groupe hospitalier (comme l'HAD de l'AP-HP à Paris) ou être indépendante (association...).

L'*infirmière à domicile exerçant auprès de malades atteints de cancer est spécialisée*: elle suit régulièrement auprès des centres spécialisés une formation à la dispensation de la chimiothérapie anticancéreuse (tous les 2 ans au minimum).

Depuis quelques années (2002), l'infirmière à domicile assume un *rôle plus important*, si elle le souhaite, et s'engage dans une *Démarche de soins infirmiers (DSI)*. Cette démarche volontaire (et accompagnée d'avantages liés au surcroît d'activité et de temps passé) lui permet de :

– *coprescrire des soins infirmiers* (avec l'accord du médecin traitant) pendant 3 mois, en incluant les soins d'hygiène,

– *coordonner le travail de l'équipe de soins* et des services liés aux soins,

– élaborer un *programme d'aide personnalisée* pour chaque malade, en lien avec les services sociaux,

– *mettre en œuvre le suivi du patient*, à travers des séances de surveillance clinique et de prévention (en plus des séances de soins infirmiers classiques).

Par ailleurs, depuis 2003, l'infirmière hospitalière peut *renouveler (poursuivre) une prescription d'antalgiques* en l'absence (et avec l'accord de principe) du médecin prescripteur, afin d'éviter aux malades de se trouver sans traitement de la douleur.

AUTRES PARAMÉDICAUX

■ L'aide-soignant est titulaire d'un diplôme professionnel. Sa fonction : aider l'infirmière et compléter son activité par des actes de soins infirmiers sous contrôle infirmier et des actes de soins complémentaires accompagnant les actes médicaux et infirmiers, en incluant l'ergonomie, l'hygiène, ainsi que, en ville, l'animation de la vie quotidienne et l'interface avec les acteurs sociaux. Sont exclus de son champ d'activité l'entretien de la maison, du linge, etc.

■ **Le masseur-kinésithérapeute** peut se déplacer au domicile des personnes dont la capacité d'autonomie est très réduite. Sa fonction : aider la personne malade à retrouver certaines capacités motrices, apaiser les douleurs musculaires, discales, etc., et, d'une façon générale, contribuer à améliorer la qualité de vie.

■ **Le pharmacien de ville ou pharmacien d'officine** peut être appelé à livrer des médicaments ou des dispositifs divers (appareillage, équipement sanitaire du domicile, etc.). Pour les médicaments qui peuvent être délivrés en pharmacie de ville, assurez-vous que votre pharmacien en possède bien en réserve et qu'une procédure est prévue en dehors des heures d'ouverture habituelles (la nuit, le week-end), pour le cas où vous auriez à le solliciter.

■ **Le psychologue** peut se déplacer au domicile du patient. Dans certains réseaux de cancérologie, comme celui de Corrèze, les personnes malades atteintes de cancer et adhérentes au réseau Oncorèse reçoivent la visite de leur oncopsychologue comme celle de leur médecin traitant ou de leur infirmière spécialisée. Il est vrai que ce réseau concerne un nombre relativement faible de malades et que ceux-ci vivent en région rurale.

■ **L'aide médico-pyschologique** a une qualification qui ne doit pas être confondue avec celle d'un psychologue, d'un psychothérapeute ou *a fortiori* d'un psychiatre. L'activité d'AMP fait l'objet d'un certificat d'aptitude professionnelle (CAP). Cette aide est un soutien psychologique des personnes malades, pendant le traitement ou après le traitement, en incluant des actions liées à la spécificité des pathologies ou des processus invalidants, l'hygiène, l'ergonomie, l'animation de la vie quotidienne, la vie sociale.

■ **La diététicienne**, dans certains réseaux, peut être amenée à se rendre au domicile des patients qui ne peuvent se déplacer.

Que veut dire une « prise en charge globale » ?

C'est une prise en charge de la personne malade qui ne se limite pas aux problèmes médicaux, chirurgicaux et infirmiers. Elle englobe tous les aspects de la situation vécue par le malade :

– les aspects psychologiques avec le soutien au moment de l'annonce et chaque fois que le patient le demande,

– les aspects professionnels avec une aide pour maintenir ses droits de salarié, par exemple, et prévoir les conditions d'un possible retour à l'emploi,

– les aspects familiaux avec une aide centrée sur la vie des enfants, par exemple, en milieu scolaire et à domicile, pendant le traitement et au-delà éventuellement,

– les aspects financiers et sociaux avec une information précise et un accompagnement dans les démarches à effectuer pour obtenir ou conserver certaines aides sociales, auprès des administrations, de l'assurance-maladie, des allocations familiales, de la mairie, etc.

Les Centres de coordination en cancérologie et les Réseaux de cancérologie sont là pour aider à cette « prise en charge globale » de chaque personne malade (lire ci-après).

Quels sont les acteurs sociaux qui peuvent intervenir à domicile ?

L'assistante sociale est, traditionnellement, la personne clé pour vous aider à résoudre tous les problèmes de droit social que vous rencontrez. Elle peut faire valoir vos droits à des indemnités, des salaires, des pensions, des allocations ou des avantages liés à un statut (catégorie d'invalidité, taux d'incapacité permanente, etc.). Elle connaît toutes les administrations et vous met en relation ou vous aide à constituer des dossiers de demande.

L'auxiliaire de vie sociale (AVS) agit au domicile des personnes malades et dépendantes, quel que soit leur âge (enfants, personnes âgées, etc.). Ce titre est sanctionné, depuis 2002, par une formation de la DRASS (9 à 36 mois) et un diplôme d'État (DEAVS).

Son intervention vise à répondre à un état passager de fragilité, de dépendance ou de difficultés diverses, afin de préserver ou de restaurer l'autonomie des personnes concernées, et de faciliter leur insertion ou réinsertion sociale. L'AVS établit un diagnostic de la situation et prend les mesures nécessaires pour répondre aux besoins immédiats, en réalisant lui-même un certain nombre d'actions (entretien du linge et du cadre de vie, achats alimentaires, repas, aide aux déplacements, etc.), ou en orientant vers les acteurs compétents (Service de soins infirmiers à domicile-SSIAD, service de Prise en charge maternelle et infantile-PMI, service d'Hospitalisation à domicile-HAD, etc.).

Son action directe s'exerce à deux niveaux, selon deux logiques. Soit il aide à faire (stimuler, accompagner, soulager, apprendre à faire), soit il fait à la place de quelqu'un provisoirement en situation d'incapacité. L'AVS travaille en équipe et s'inscrit dans un *réseau de services et d'intervenants*, il assure le lien avec les aidants naturels, les autres intervenants au domicile, les services sociaux et médico-sociaux.

L'accompagnant hors du domicile. Cinq départements (le Gard, le Maine-et-Loire, le Nord, la Haute-Saône, la Seine-Saint-Denis) ont expérimenté en 2002-2004 le « Chèque domicile liberté », qui permet aux personnes âgées en perte d'autonomie de sortir de chez elles avec le soutien d'une personne qualifiée, de procéder à des achats aux alentours de leur domicile, etc. L'auxiliaire de vie sociale est éventuellement apte à remplir cette fonction. Le nouveau Chèque emploi multiservices (2006) peut aussi être utilisé pour l'accompagnement hors de chez soi.

L'aide ménagère à domicile, dont on peut bénéficier des services lorsque l'on est âgé, malade ou handicapé, ne doit pas être confondue avec une aide-soignante. Elle participe à l'entretien quotidien du logement, aux courses, aux repas, aux soins sommaires d'hygiène et de toilette courante, à l'exclusion de tout acte de soin à caractère infirmier. Pour en bénéficier, il faut une prescription du médecin traitant. Pour bénéficier de l'aide sociale du département, il faut disposer de ressources inférieures ou égales au minimum vieillesse ou être titulaire d'une Allocation personnalisée d'autonomie (APA). Pour l'aide des caisses de retraite, il faut être âgé(e) de 60 ans (si incapacité de travail) ou 65 ans, vivre seul(e) ou isolé(e), être reconnu d'un niveau d'incapacité élevé (GIR5 ou GIR6). Pour les moins de 60 ans, existe l'Allocation compensatrice tierce personne (ACTP) qui vise, elle aussi, à offrir les moyens d'une aide à domicile.

L'employée de maison a des attributions qui peuvent se recouper avec celles d'une aide ménagère. Elle a un statut différent selon qu'elle est employée par la personne qu'elle sert ou par un tiers. Différentes aides financières (APA, ATP, etc.) ont pour finalité d'offrir à la personne reconnue dépendante les moyens d'employer quelqu'un à domicile. Elle participe à l'entretien quotidien du logement, aux courses, aux repas, aux soins sommaires d'hygiène et de toilette courante, à l'exclusion de tout acte de soin à caractère infirmier. Il peut s'agir d'une aide à domicile provenant de services des collectivités locales, mais aussi de personnes employées à titre individuel, directement ou par l'intermédiaire d'une association ou d'un organisme privé.

Le prestataire de services annexes est celui qui fournit à domicile des équipements et biens qui n'ont souvent rien à voir avec la maladie mais qui améliorent la qualité de la vie. Ainsi, la personne malade peut accéder, selon les régions et la politique d'aide à domicile de la commune, du département, de la caisse d'assurance-maladie ou d'assurance-vieillesse, etc., à des prestations complémentaires à domicile telles que :

– l'installation d'un système de télésurveillance à domicile,

– le portage des repas à domicile,

– installation d'appareillage à domicile (équipements de mobilier, de diffuseur de chimiothérapie, etc.),

– la récupération d'objets à domicile (linge à laver, résidus toxiques…),

– l'esthétique à domicile (soins esthétiques, coiffure…).

Etc.

De nouveaux métiers sont en train d'émerger tels que celui de *coordonnateur de réseau* de santé (à l'exemple des coordonnateurs de structure d'HAD) et d'*évaluateur de la qualité de la prise en charge globale* à domicile, qui peuvent être amenés à venir sur place.

Le projet de vie ne se limite pas aux aspects professionnels et financiers de l'existence, ni aux soins et aides à la vie quotidienne.

L'équipe infirmière-assistante sociale-psychologue doit vous aider à construire votre nouveau « projet de vie », en tenant compte de votre maladie, mais aussi, par exemple, de :
— vos croyances et de votre religion,
— votre culture et de votre capacité à vous distraire par les arts,
— votre personnalité et votre capacité à développer des relations, à parler avec les autres, à participer à des groupes de paroles, à des projets communs, à des voyages, etc.,
— votre situation physique et votre capacité à participer à des activités sportives, etc.

La personne de confiance

C'est la personne que vous choisissez et en qui vous avez toute confiance pour vous accompagner. Elle peut être soit un membre de la famille, soit un proche amical, soit un professionnel de santé.

Quel est le rôle social
de la personne de confiance que je choisis ?

Le rôle de la personne de confiance est à la fois psychologique et social :

– elle est là auprès de vous, lors de toute consultation, de tout examen, de tout traitement, pour vous rassurer par sa simple présence,

– elle écoute avec vous ce que l'on vous dit, et vous aide à reconstituer ces informations après que vous avez rencontré le médecin, subi un examen, discuté avec une infirmière, etc.,

– elle peut recevoir des informations que vous ne souhaitez pas entendre, être votre intercesseur dans vos démarches, dialoguer pour vous avec tel professionnel de santé, effectuer des recherches sur internet et vous en résumer le résultat, etc.

Cependant, le statut juridique de la personne de confiance n'est pas clarifié, au-delà de son rôle de « témoin » à vos côtés. On peut seulement dire que, si la personne de confiance est quelqu'un de votre entourage proche, votre conjoint (marié, pacsé, concubin déclaré) ou un parent proche (ascendant, descendant, fratrie), elle peut effectuer des démarches et réclamer des informations à votre place, à condition que ce soit à votre demande ou avec votre accord formel.

Est-il obligatoire de se faire accompagner
par une personne de confiance ?

Non : aucun malade n'est obligé d'avoir auprès de lui une « personne de confiance » qui l'accompagne devant le médecin ; c'est une disposition facultative, mais qui peut vous être bien utile. Si vous ne voulez pas informer de tiers sur votre état de santé, ne vous faites pas accompagner.

Le Parcours personnalisé de soins (PPS)

Qu'est-ce qu'un Parcours personnalisé de soins ?

On appelle Parcours personnalisé de soins la mise noir sur blanc de tout ce que va vivre la personne malade pendant son parcours thérapeutique : on pourrait aussi l'appeler cahier de liaison, comme cela se fait déjà depuis longtemps parmi les infirmières qui prennent le relais entre l'hôpital et le domicile, car il collecte tous les actes qui concernent le malade. Les établissements hospitaliers, les médecins, les infirmiers, les psychologues et les acteurs sociaux participent à la rédaction du PPS, mais aussi l'assurance-maladie et, bien évidemment, les associations de malades ou d'usagers. Ainsi, tous les médecins, tous les infirmiers et tous les acteurs sociaux qui participent à la prise en charge peuvent s'informer de ce que font les autres et de la façon dont se sont déroulés les soins antérieurs à leur intervention.

De son côté, la personne malade dispose là d'une « bible » où sont consignés tous les événements forts de sa vie actuelle de malade. Le PPS doit être mis en application effective, pour tous les malades atteints de cancer en 2007 et en 2008.

Déjà, certains réseaux de cancérologie mettent en place ce type de document synthétique, indispensable pour améliorer la coordination des soins.

Voici le Parcours personnalisé de soins de l'hôpital Mignot appartenant au Réseau de soins de Versailles. Vous en trouverez d'autres modèles sur le site de l'Institut national du cancer (www.e-cancer.fr) :

PROGRAMME PERSONNALISÉ DE SOINS

TYPE DE TRAITEMENT	MODALITÉS DE TRAITEMENT	DATE/DURÉE
CHIRURGIE	Intervention type : …………………………… Chirurgien : ……………………………	Prévue le : ……………………………
CHIMIOTHÉRAPIE	Chimiothérapie type : …………………………… Service : ……………………………	1 séance de jour tous les jours. Nombre de cures envisagées : …………………………… 1re cure prévue le : ……………………………
RADIOTHÉRAPIE	Radiothérapie externe au centre de : ……………………………	Durée de la radiothérapie : ……………………………
CURIETHÉRAPIE	Curiethérapie au centre de : ……………………………	Durée de la curiethérapie : ……………………………
IMMUNOTHÉRAPIE	Traitement par : ……………………………	Durée de l'immunothérapie : ……………………………
HORMONOTHÉRAPIE	Traitement par : …………………………… Forme : ……………………………	Durée de l'hormonothérapie : ……………………………

Ce programme peut être modifié si votre état de santé le nécessite.

Le Dossier médical personnel (DMP)

Qu'est-ce qu'on appelle mon DMP ?

Le Dossier médical personnel est un dossier électronique unique pour chaque malade, qui vous appartient en propre, même si les médecins le documentent avec vous, et que vous partagez, comme vous le souhaitez, avec les professionnels de santé. Pour y accéder, sur internet, il faut votre code personnel (que vous êtes seul(e) à détenir). Vous pouvez entrer dans ce dossier comme bon vous semble et le compléter, par exemple, de remarques personnelles vous concernant (afin de mieux comprendre lorsque vous le relirez plus tard) ; vous pouvez aussi, le cas échéant, décider de masquer certaines informations à la lecture d'un tiers, afin de protéger votre intimité en fonction des personnes à qui vous faites lire votre DMP.

Il vous suit toute la vie dès que vous êtes assuré social adulte (à partir de 16 ans) pris en charge par la Sécurité sociale. Il est prévu de créer aussi, à terme, un « DMP-enfant » pour les familles et les pédiatres.

Il a un objectif d'archivage afin d'assurer une meilleure coordination des soins pour une malade bénigne ou non, pour un acte de prévention (vaccination…) ou de dépistage. Il permet que la qualité de l'organisation des soins (coordination, absence de redondance des actes et des examens inutilement répétés, etc.) s'améliore et que le travail des médecins soit facilité.

Le DMP devrait être progressivement accessible par internet à tous les assurés sociaux, en principe à partir de juillet 2007, après une phase d'expérimentations et de simulations dans certaines régions (Bretagne, Pays-de-la-Loire, etc.), car il nécessite un grand nombre de règles et de préparations.

Dans ce dossier on trouvera :

– votre histoire médicale, du moins lorsque les données détenues par les médecins vous concernant auront pu être collectées,

– les éléments de votre parcours thérapeutique actuel qui sont dans votre Parcours personnalisé de soins.

Quels sont les avantages du DMP ?

Ils sont nombreux :

■ **Pour vous qui êtes malade,** car le DMP peut vous éviter des examens répétés et inutiles, des recherches fastidieuses d'ordonnances anciennes, des efforts de mémoire pour restituer des informations aux différents médecins que vous pouvez être amené(e) à rencontrer, etc. Et puis, ce DMP vous permet d'être maître des informations que vous voulez divulguer, puisque vous avez droit au masquage sélectif.

■ **Pour votre médecin,** car le DMP peut lui permettre de savoir, par exemple, que vous avez déjà été traité pour autre chose par tel autre médecin, en vous évitant de raconter votre vie à chaque consultation ; informé de votre histoire médicale, il peut vous éviter des soucis et des démarches inutiles.

■ **Pour tous les acteurs professionnels du système de santé,** car ce dossier électronique protégé, sur internet, « fait le pont » entre la ville et l'hôpital, entre les médecins et les autres professionnels de santé, entre les professionnels de santé et les acteurs sociaux, etc. ; c'est un lien qui passe par-dessus les obstacles techniques qui empêchent, souvent, la communication et la circulation de l'information entre les différentes structures de soins (dispensaire, cabinet libéral, centre de santé, établissement de santé, etc.).

■ **Pour l'assurance-maladie,** car le DMP est un document de synthèse unique qui permet de mieux comprendre le parcours médical de chaque assuré social (pour autant que chaque assuré le laisse lire et que chaque DMP soit un reflet fidèle de la réalité), et aussi, dans un contexte de dépenses en croissance constante, d'évaluer la qualité des soins en fonction de l'organisation du parcours et de chacune de ses étapes ; c'est un outil qui devrait être tellement pratique pour tout le monde, que la Sécurité sociale incitera très vraisemblablement, à terme, chaque assuré social à créer son DMP, comme elle incite déjà chaque malade à avoir un *médecin traitant* attitré.

Comment se fait l'accès à mon DMP ?

En pratique, c'est simple : vous avez votre carte Vitale et votre médecin a sa carte de professionnel de santé (CPS). Vous aurez donc votre code d'accès avec votre carte tandis que le médecin a, lui aussi, son propre code avec sa carte. Il faudra les deux cartes et les deux codes pour ouvrir votre DMP, ce qui signifiera que vous êtes d'accord.

Ce sont les médecins qui vont remplir votre DMP des données médicales et médico-sociales qui vous concernent, lorsque vous allez les consulter en ville ou à l'hôpital, ou lorsque vous êtes hospitalisé(e).

Sauf pour certains cas très particuliers (où, par exemple, la vie du malade est en jeu), votre médecin ne sera pas obligé d'aller chercher toutes les informations sur chaque patient, auprès de tous ses confrères et de tous les établissements que ses malades ont pu fréquenter.

À qui mon médecin peut-il envoyer mon DMP ?

Il lui faut obligatoirement votre accord formel pour l'envoi de votre dossier à chaque destinataire.

Vous pouvez vous opposer à ce que certaines personnes (certains professionnels de santé ou certains acteurs sociaux que vous voudriez écarter de la confidence, par exemple) soient destinataires du contenu de votre dossier personnel.

Vous pouvez aussi, comme on l'a dit plus haut, masquer provisoirement une partie des informations contenues dans votre DMP, à l'attention de tel ou tel professionnel de santé ou acteur social concerné.

Si la nécessité de l'organisation impose que certains professionnels soient informés partiellement de votre situation et de votre prise en charge, le médecin qui vous suit, l'établissement qui vous traite et le réseau qui vous prend en charge utiliseront des outils plus simples, comme :

– la fiche de liaison entre médecins et infirmières, qui contient simplement les indications de soins et les précautions à prendre,

– une simple lettre d'information et de recommandation ne comportant pas les détails de votre dossier personnel qui peuvent être tenus confidentiels et non communicables ; c'est votre médecin qui peut en décider avec vous.

Exemple d'une fiche d'informations médecins-infirmières (du CHRU de Lille) page suivante.

FICHE INFO

NOM :	PRÉNOM : ....

LE PATIENT

Connaît le pronostic ?	Oui Non	Parle de sa maladie ?	Oui Non

CE QUI A ÉTÉ DIT

Nom du Médecin : ....

Date : .... Signature :

CE QUI A ÉTÉ ENTENDU OU COMPRIS

....

....

Date : .... Signature :

LA FAMILLE

Connaît le pronostic ?	Oui Non	En a parlé avec le patient ?	Oui Non

CE QUI A ÉTÉ DIT

Nom du Médecin : ....

Date : .... Signature :

CE QUI A ÉTÉ ENTENDU OU COMPRIS

....

....

Date : .... Signature :

DEMANDES

Désir de retour à domicile	❏	Autres ❏
Désir de placement	❏	
Demande d'aide psychologique	❏	Date : ....

PROPOSITION DE L'ÉQUIPE

....

....

Date : .... Signature :

ÉVOLUTION

....

....

Cela se fait très simplement : le médecin vous invite à aller sur internet avec lui, à une adresse qui vous sera indiquée (à partir de juillet 2007 pour tout le monde), afin de :

– créer votre DMP, si vous n'en avez pas encore, en y apportant les premières données qu'il détient et celles que vous pourriez lui apporter,

– compléter votre DMP, si vous en avez déjà un. En effet, vous pouvez aussi avoir créé tout seul votre DMP sur internet, à partir d'informations que vous auront fournies l'assurance-maladie ou le site public du DMP (www.d-m-p.org) ou un médecin, un pharmacien, un établissement de santé, etc.

D'une manière générale mieux vaut, pour vous, créer votre DMP avec l'aide d'un professionnel de santé, ne serait-ce que pour aller plus vite et éviter des erreurs au début.

Les médecins qui vont nourrir votre Dossier médical personnel des données dont ils disposent sur vous doivent :

– se soumettre aux règles fixées par la Commission nationale informatique et libertés (CNIL), qui surveille toutes les procédures d'échanges électroniques d'informations sur les personnes, et que vous pouvez alerter si vous estimez que des informations sur vous circulent sans votre consentement,

– avoir votre accord formel pour toute diffusion du DMP à d'autres médecins ou à d'autres soignants,

– se conformer aux règles fixées par les pouvoirs publics qui édictent les procédures techniques agréées pour ce type d'échanges d'informations entre vous-même, vos médecins et la Sécurité sociale.

De votre côté, vous avez la liberté de dire qui peut et qui ne peut pas consulter votre Dossier médical personnel, c'est vous qui en détenez le code d'accès.

Qui aura accès à mon DMP ?

Vous serez le seul à avoir un accès automatique et direct à votre Dossier médical personnel.

Avec votre accord accéderont à votre DMP :

– tous les médecins que vous consultez et qui vous suivent,

– les services d'urgence (SAMU, pompiers, etc.), si vous deviez être pris en charge en urgence.

Les soignants infirmiers, les kinésithérapeutes, etc. qui vous suivent, auront un accès limité à votre DMP, et toujours avec votre accord.

De toute façon, il faudra toujours deux cartes, d'une part, la carte professionnelle du médecin, du pharmacien dans certains cas, ou des autres professionnels de santé non-médecins et, d'autre part, votre carte Vitale, pour lire votre DMP.

Votre employeur (même par le médecin du travail), la police, les assurances privées et les mutuelles, par exemple, n'auront pas accès à votre Dossier médical personnel.

Les données de mon DMP figureront-elles dans ma carte Vitale ?

Non, votre carte Vitale est juste une carte d'accès. Elle ne contiendra pas les informations du DMP, mais elle permettra au médecin que vous autoriserez à consulter, par informatique, de lire le contenu de votre Dossier médical personnel. Le médecin pourra connaître les éléments de votre DMP que vous aurez autorisés à sa lecture en connectant votre carte Vitale à sa carte électronique du professionnel de santé CPS si vous lui donnez votre code d'accès.

Le Réseau de cancérologie

Qu'est-ce qu'un Réseau de cancérologie ?

Un Réseau de cancérologie est un ensemble organisé de personnes qui sont à votre service, le temps de votre parcours de soins. Cet ensemble de personnes est « orchestré » par votre médecin référent. C'est lui qui « pilote » votre parcours thérapeutique depuis l'annonce du diagnostic. Il n'y a pas de rapports hiérarchiques entre les différents acteurs, ils sont là pour vous soigner et pour vous porter assistance avec, comme objectif, votre guérison. Le « chef » c'est vous.

Les différents réseaux

Il existe deux types de réseaux, selon qu'ils sont locaux, territoriaux, proches et de petite taille, ou régionaux et de plus grande taille :

■ **Les Réseaux de territoires de santé** sont pilotés par un hôpital ou un centre de soins spécialisé (parfois par un centre de santé) et couvrent un « territoire » proche de votre domicile.

■ **Les Réseaux régionaux de cancérologie** sont chargés de veiller à la qualité des soins dans la région.

Lorsqu'il n'existe pas de *Réseau territorial de cancérologie* près de chez vous, la coordination locale sera assurée par une *Mission de coordination territoriale*, ce qui revient finalement au même : pour vous, l'important est qu'une véritable coordination existe entre les médecins qui s'occupent de vous, quel que soit le nom qu'on lui donne.

Qu'est-ce que le Réseau de cancérologie va m'apporter ?

Les Réseaux de cancérologie ont une obligation de prise en charge coordonnée. Chaque médecin, chaque professionnel de santé qui en est membre s'engage dans le réseau dans le seul intérêt du malade à s'organiser sans hiérarchie ni rivalité. Le malade doit pouvoir trouver, dans le réseau, tous les services dont il peut avoir besoin :

– des médecins qui se concertent sur son dossier pour trouver le meilleur parcours thérapeutique, le plus adapté à son cas,

– tous les spécialistes compétents pour traiter sa maladie,

– des professionnels de santé formés à l'accompagnement psychologique, au dialogue avec l'entourage, à la prise en charge de la douleur, de la fatigue, etc.

En outre, le Réseau de cancérologie permet d'obtenir plus vite un dossier médical unique dans lequel rien ne manquera lorsque le malade circulera d'une étape à l'autre de son parcours, et lorsqu'il rejoindra son domicile.

À l'inverse, il est demandé au malade de s'engager, à son tour, en signant son adhésion, et d'être un membre actif du réseau en participant aux réflexions et aux démarches décidées dans son intérêt premier.

Le protocole de soins

Qu'est-ce qu'un protocole de soins ?

Un protocole de soins est un ensemble de soins personnalisés, destiné à traiter la maladie d'un patient selon des références scientifiques et des recommandations ayant fait l'objet d'un consensus au sein de la communauté scientifique et médicale.

Le protocole, explique l'assurance-maladie (www.ameli.fr), « indique avec précision tous les actes et les soins nécessités par le traitement de l'affection de longue durée (médicaments, examens biologiques, recours à des médecins spécialistes et/ou à des auxiliaires médicaux) qui pourront être pris en charge à 100 % ».

Ce protocole est dit contractuel parce que tout le monde s'engage à le respecter :

– le médecin prescripteur qui l'établit, le plus souvent en concertation avec d'autres médecins spécialistes,

– les médecins qui participent à la mise en œuvre du protocole et qui s'engagent à le respecter,

– le malade concerné qui se « l'approprie » en participant activement à son accomplissement dans les conditions et les délais prévus,

– l'assurance-maladie, à travers le médecin-conseil, qui donne les moyens financiers de l'appliquer.

En quoi m'est-il utile, à moi, personnellement ?

Le protocole vous garantit que :

– vous bénéficierez de l'ensemble des soins de qualité recommandés par la communauté scientifique,

– les dépenses engagées pour vous soigner seront financées à 100 % par la Sécurité sociale à l'exception des dépassements d'honoraires et du forfait hospitalier.

Pourquoi faut-il que je le cosigne avec mon médecin ?

L'obligation, pour vous, de signer ce protocole avec votre médecin est récente, il est vrai : elle n'existait pas avant la loi d'août 2004 sur la réforme de l'assurance-maladie.

Mais elle est logique, dans la mesure où l'on veut que chaque malade soit clairement informé des soins qu'il subit, et qu'il participe activement à son traitement.

Dans cet esprit de responsabilités partagées, le protocole de soins est un acte d'engagement mutuel entre le médecin, le malade et l'assurance-maladie, principalement afin que :

– vous observiez bien tous les traitements qui vous sont prescrits dans votre intérêt,

– vous soyez conscient de votre rôle actif dans le processus de lutte contre la maladie,

– les différentes dépenses de la prise en charge soient assumées par la collectivité.

Quelles sont les dépenses non remboursées par la Sécurité sociale ?

Les coûts annexes, non remboursés ou non entièrement remboursés par la Sécurité sociale sont :

– les compléments d'honoraires, par exemple à l'occasion d'un deuxième avis auprès d'un expert de renom,

– le forfait hospitalier journalier,

– la part non remboursée du coût réel de certains produits ou services, par exemple : les nutriments oraux remboursés sur la base d'un tarif qui ne couvre pas la totalité des frais, les services d'une aide à la personne hors des limites de l'aide sociale, etc.

Ils nécessitent d'avoir une assurance ou une mutuelle complémentaire.

Le soutien psychologique est-il pris en charge à 100 % ?

La prescription de séances de soutien psychologique n'est pas encore reconnue par l'assurance-maladie, mais elle est prévue et financée par le Plan cancer. Plus de 150 postes de psychologues ont été créés en 2004 et 2005.

Votre médecin peut donc vous prescrire des séances de soutien psychologique (individuelles ou en groupe) qui sont :

– soit financées directement par l'établissement et sont alors en accès gratuit,

– soit prises en charge par votre assurance ou mutuelle complémentaire.

Les Réseaux de cancérologie prévoient, en général, d'offrir à leurs patients adhérents un suivi psychologique par un psychologue, médecin ou non-médecin, appartenant au réseau. Certains établissements organisent des conférences publiques de psychologues qui sont, le plus souvent, ouvertes à tous les malades, hospitalisés ou non.

Les traitements sont terminés

Que se passe-t-il à la fin des traitements ?

À la fin des traitements, votre médecin référent vous convoque à une consultation de fin de parcours de soins, au cours de laquelle :

Il vous confirme et vous explique, dans des termes que vous devez comprendre facilement (si vous ne comprenez pas, dites-le), le résultat global de la prise en charge de votre cancer : ce qu'il pense de l'efficacité des traitements, de la probabilité de la rémission, des risques de rechute, etc.

Il vous dit comment va se passer votre vie pendant la rémission, avec notamment des conseils sur la nutrition la plus adaptée et l'activité physique et l'environnement sanitaire souhaitable, etc.

Il fixe avec vous un programme de vigilance (ce qu'il faut faire, ce qu'il ne faut pas négliger de faire, etc.) et de rendez-vous dans le cadre de la rémission qu'il vous a annoncée.

Ces informations peuvent aussi, le cas échéant, vous être apportées par votre médecin généraliste, s'il a été informé par votre cancérologue, ou vous être expliquées plus longuement, dans un deuxième temps et afin de s'assurer que vous n'avez pas en tête de nouvelles questions auxquelles vous souhaitez que l'on réponde.

C'est votre médecin référent, celui qui vous a guidé(e) et suivi(e) durant tout le parcours thérapeutique, qui vous fixe les échéances et les modalités de ces échanges, en cas de crise d'angoisse par exemple.

Il vous dit donc comment vous pouvez le contacter et à quelles conditions, compte tenu de votre état de santé, mais il vous donne aussi les coordonnées des services ou des personnes qui peuvent le relayer pour votre information. Ainsi, il peut vous adresser à un service de soutien psychologique, à une infirmière de son service, à votre médecin traitant si celui-ci connaît bien votre situation et s'il est (comme cela est prévu, en principe) en contact direct avec votre médecin traitant, ou à toute autre personne que vous auriez choisie en commun pour garder le contact indirectement.

Votre médecin vous a informé(e) des conditions et des délais choisis pour votre prochaine consultation, il n'y a donc pas lieu, *a priori*, de le rappeler dès lors que votre situation est stabilisée. Mais vous pouvez avoir des interrogations sur tel ou tel aspect de votre vie pendant la rémission.

Si vous avez une interrogation précise, vous pouvez appeler, s'il en est d'accord, ou communiquer par courriel avec :

– le service du médecin qui vous a soigné(e) afin qu'un membre de l'équipe vous informe en cas d'interrogation précise,

– avec votre médecin traitant.

Si vous n'avez pas de question précise à poser mais que vous avez besoin que le lien ne soit pas coupé, vous pouvez :

– appeler le numéro Azur géré par la Ligue nationale contre le cancer (0 810 810 821),

– vous renseigner auprès de votre *groupe de paroles*. Il est d'ailleurs souhaitable que les malades en rémission continuent de participer à ces groupes de paroles ou à échanger sur des sites internet d'anciens malades comme celui du Réseau des malades, abrité par la Ligue (www.ligue-cancer.asso.fr), pour le plus grand bénéfice de la communauté des patients en cours de thérapie.

*Puis-je garder un lien avec mon groupe de paroles,
même après les traitements et pendant la rémission ?*

Ce lien est bien évidemment autorisé, mais il est aussi recommandé.

Si cela vous est possible pratiquement et psychologiquement, vous pouvez, à votre tour, rendre un grand service aux nouveaux malades, en témoignant de votre expérience et en prodiguant vos conseils.

*En cas de rechute,
quelles sont les démarches à effectuer ?*

La consultation au cours de laquelle le médecin vous annonce la rechute est identique à celle de l'annonce initiale. Elle est organisée en veillant à vous donner accès à un soutien psychologique si vous le souhaitez ; elle peut avoir lieu, comme les autres consultations, en présence de la « personne de confiance » que vous avez choisie, si vous en avez une.

■ Votre médecin signale la rechute au médecin-conseil de votre CPAM et convient avec lui du protocole de traitements à mettre en œuvre ; vous cosignez ce nouveau protocole.

■ L'assistante sociale et le psychologue de l'établissement où vous êtes soigné(e) organisent avec vous la prise en charge de vos difficultés personnelles, familiales, sociales et psychologiques.

■ Votre médecin réactive le Réseau de cancérologie dans lequel vous êtes inscrit(e), et prévient chacun des acteurs qui vont contribuer à votre nouveau parcours thérapeutique.

Le droit aux soins palliatifs

Ai-je droit à des soins palliatifs ?

L'accès à des soins palliatifs est un droit reconnu à chaque malade depuis ces dernières années. Les soins palliatifs sont des soins personnalisés qui ne sont pas effectués en vue d'une guérison. Ce sont des soins d'accompagnement pour vous éviter de souffrir et pour vous sentir le moins mal possible. Les médicaments prescrits sont principalement destinés à atténuer la douleur et les difficultés liées à votre état.

En fait, c'est *vous* qui dictez l'essentiel de ces soins, dans la mesure où le médecin, les infirmières, les aides-soignants sont d'abord attentifs à vos demandes.

Avoir des soins palliatifs, cela signifie-t-il
que l'on n'a plus droit à des soins
qui ont pour but de guérir ?

Non, votre médecin peut décider de vous faire délivrer des soins palliatifs avant même que les traitements dits curatifs ne soient terminés. Souvent, le passage se fait progressivement et lentement.

Mais il est vrai que les soins palliatifs sont avant tout destinés à vous aider à vivre le mieux possible, ou le moins mal, mais pas à guérir votre cancer. Ils débutent après l'échec de plusieurs traitements, lorsque votre médecin a constaté, en accord avec la communauté scientifique et le réseau de personnes qui s'occupe de vous, que la maladie est devenue trop difficile à vaincre pour espérer une véritable guérison.

*Puis-je bénéficier des soins palliatifs
à mon domicile ?*

Oui, vous avez droit à une organisation autour de vous, à votre domicile, pour vous accompagner chez vous dans la maladie après la fin des traitements qui avaient pour but de vous sortir de la maladie.

À domicile, vous avez donc droit à une prise en charge efficace de la douleur, à un soutien psychologique, y compris pour votre entourage, et à un suivi médical. De même, vous et votre entourage avez droit à un service de conseils et d'accompagnement pratique, encore qu'il soit utile à vos proches de s'adresser aux associations qu'ils connaissent depuis le début de la maladie pour les accompagner eux-mêmes.

Cette organisation à domicile est souvent mieux vécue par la personne malade, et, de toute façon, le nombre de places en établissement est encore très insuffisant pour accueillir tous les malades en fin de traitements.

Il existe, à côté des services de soins palliatifs des établissements, en principe plus de 250 Équipes mobiles de soins palliatifs (EMSP) en France, qui se rendent en ville au domicile des patients. Renseignez-vous sur le site du ministère de la Santé pour savoir quelle est celle qui est située le plus près de chez vous (www.sante.gouv.fr).

*Comment faire pour obtenir l'exercice
de mon droit d'accès à des soins palliatifs ?*

Vous le signalez à votre médecin, à la CPAM, au réseau de soins palliatifs de votre lieu d'habitation et, au besoin, à l'Institut national du cancer (INCa), qui est garant au nom des pouvoirs publics de l'exercice de ce droit comme du droit d'accès à l'information ou à la qualité des soins (www.e-cancer.fr) ou à la Direction générale de la santé (DGS), au ministère de la Santé (standard ministère : 01 40 56 60 00).

Les allocations et les aides

L'information

Qui écoute mes besoins familiaux, sociaux, financiers, psychologiques ?

Vous devez les exprimer au cours des consultations avec le médecin, mais il est prévu des « consultations infirmières » ou comprenant plusieurs professionnels de santé, infirmière, assistante sociale, psychologue, par exemple. Au cours de ces consultations tous les aspects pratiques de votre vie sont examinés, afin de vous aider à faire face à vos obligations et à surmonter vos difficultés quotidiennes.

Voici une fiche de consultation[1] centrée sur les *besoins sociaux* qui est remplie à l'occasion du dispositif mis en place lors de l'annonce du diagnostic. Elle est ensuite remise à l'assistante sociale.

---

1. Fiche proposée par l'Institut de cancérologie de la Loire (ICL).

DÉPISTAGE DES BESOINS SOCIAUX

PERSONNE AVEC ENFANT EN BAS ÂGE

Besoin d'une aide
- pour la garde des enfants   → info assistante sociale (AS)
- pour les tâches ménagères   → info assistante sociale

PERSONNE « ÂGÉE » AVEC PROBLÈMES D'AUTONOMIE

Voir comment cela se passe au domicile :
- pour le ménage
- pour les repas   → info assistante sociale
- pour les courses

Si entourage :
- possibilité d'aide ?
- nombre d'enfants et lieu d'habitation
- possibilité aide extérieure ?   → info assistante sociale

Logement :
- plain-pied
- étage
- éloigné (campagne)
- animaux domestiques

CELLULE FAMILIALE

Êtes-vous une personne-ressource ?
- conjoint, parents malades dont vous assurez   → info assistante sociale
le quotidien

Pouvez-vous avoir une aide dans votre entourage ?
- conjoint, enfants, amis, voisins, etc.

PRISE EN CHARGE FINANCIÈRE

Régime Sécurité sociale :
- si MSA   → info assistante sociale
- si MGTI   → info assistante sociale

Mutuelle :
- si pas de mutuelle   → info assistante sociale

SITUATION PROFESSIONNELLE

Personnes en activité (non retraités)
- artisans
- salariés
- fonctionnaires
- libéraux

Problèmes liés à cette situation   → info assistante sociale
- oui   → info assistante sociale
- non   possibilité pour le long terme

DÉMARCHE DE MISE EN RELATION AVEC L'AS

Présentation au département de soins + coordonnées pour rendez-vous lors du traitement
Si personne « réticente » ou qui risque de ne pas oser prendre un rendez-vous, proposer d'avertir l'assistante sociale qui prendra contact avec le patient

Quel est le rôle de l'assistante sociale ?

L'assistante sociale travaillant dans 20 Centres de lutte contre le cancer, anciennement dénommés CAC, tous les CHU et les grands centres hospitaliers régionaux ou généraux, est chargée de :

– compléter le dossier social du patient hospitalisé, en s'entretenant avec lui de sa situation professionnelle et sociale, ses ressources financières habituelles, ses droits à exercer dans le domaine économique et social, afin par exemple d'aider l'entourage à réaliser les démarches que le patient ne peut pas ou n'est pas motivé à réaliser, du fait de son état physique et moral, bien que ce soit dans son propre intérêt,

– prévoir et organiser les relais sociaux de la prise en charge de la personne malade, lorsqu'elle cesse d'être hospitalisée et qu'elle regagne son domicile.

Les assistantes sociales peuvent relever de statuts très différents et être rattachées à :

– un établissement de soins (l'hôpital, la clinique, le plateau technique médico-chirurgical avec seulement des hospitalisations de jour, etc.),

– une structure d'Hospitalisation à domicile (HAD), qui vient soigner et traiter au domicile du patient,

– un Centre communal (ou intercommunal) d'action sociale (CCAS, CIAS),

– une structure polyvalente intégrant un Service de soins infirmiers à domicile (SSIAD) et/ou un Service d'aides sociales (ménagères, etc.) à domicile,

– la Caisse primaire d'assurance-maladie (CPAM) dont dépend la personne malade,

– un Réseau de cancérologie ou réseau de proximité prenant en charge plusieurs pathologies, réunissant à la fois des médecins, des infirmiers(ères), des pharmaciens, des auxiliaires de vie, des assistants de service social, des aides ménagères, des prestataires de services à domicile ; chaque patient atteint de cancer devrait bénéficier des services d'un Réseau de cancérologie, d'ici à fin 2007,

– une mutuelle d'assurance complémentaire, pour ses adhérents-sociétaires,

– un service départemental dépendant du Conseil général ou de la Direction départementale des affaires sanitaires et sociales (DDASS),

– la Caisse régionale d'assurance-maladie (CRAM) ou à la Direction régionale des affaires sanitaires et sociales (DRASS),

– un Centre local d'information et de coordination (CLIC, il y en a près de 400 en France), si la personne malade est âgée de 60 ans ou plus ; les CLIC sont chargés d'aider les personnes âgées de 60 ans et plus à aborder tous leurs problèmes et projets de vie auprès d'un « guichet unique » d'information),

– un Site pour la vie autonome (SVA), il y en a un par département), ou une Maison départementale du handicap (MDH), si la personne malade est une personne handicapée, afin d'aborder tous ses problèmes et projets de vie auprès d'un « guichet unique » d'information.

Faut-il effectuer immédiatement des démarches administratives ?

Oui, car cela peut vous éviter des soucis ultérieurement, non seulement durant la maladie et les traitements, mais aussi à la sortie de la maladie. Vous pouvez faire effectuer ces démarches par :

– le service social de l'hôpital qui vous accueille,

– l'assistante sociale la plus proche de votre domicile,

– une personne de votre entourage.

Les aides sociales sont multiples, pour les personnes en difficulté, qu'il s'agisse de maladie ou non, mais elles ne sont pas toutes connues de tous : il faut donc commencer par aller vers ceux qui connaissent toute la panoplie des aides, plutôt que de chercher par soi-même au risque de dépenser beaucoup d'énergie et de temps alors que d'autres priorités vous occupent l'esprit.

*Faut-il aller soi-même à la recherche des aides sociales
et familiales disponibles ?*

Oui, c'est préférable, car cela peut faire gagner du temps et obtenir plus vite des avantages utiles.

Des systèmes de protection sociale selon le métier, la corporation (histoire syndicale), le statut (histoire juridique) ou simplement le lieu de l'exercice professionnel (histoire politique et traditions de certains départements, certaines communes, etc.) existaient avant la Sécurité sociale (1946) et, dans la plupart des cas, continuent d'exister aujourd'hui. C'est ce que l'on appelle les régimes spéciaux et les régimes particuliers de l'assurance-maladie, souvent formalisés au sein de mutuelles.

Des aides se sont multipliées en direction des mères de famille isolées, de la petite enfance, de l'adolescence en situation de danger, des personnes âgées, des personnes handicapées, etc. Selon votre situation et celle de vos enfants si vous en avez et s'ils dépendent de vous, ainsi que celle de vos parents s'ils dépendent de vous, vous devez apprendre à connaître tous vos droits. Vous avez droit à des aides pratiques ou financières très précises, selon votre situation familiale et sociale :

Si vous avez des enfants à faire assister, dans leur vie scolaire ou dans leur vie à la maison, en votre absence ou même en votre présence s'il est reconnu que votre état ne vous permet pas de le faire vous-même. Pour qu'il soit reconnu, encore faut-il que vous le fassiez connaître !

Si vous êtes reconnu(e) handicapé(e), pour vous faire aider dans les gestes de la vie quotidienne, les déplacements, les activités professionnelles assistées ou non (allocation adulte handicapé, etc. : voir tableau p. 191).

Si vous avez au moins 60 ans et si vous êtes reconnu(e) dépendant(e), pour vous assister dans vos soins d'hygiène, votre alimentation, le ménage de votre domicile, etc. (allocation personnalisée d'autonomie, etc.).

Si vous avez des emprunts en cours, des problèmes de banque ou d'assurance, renseignez-vous auprès du site www.lesclefsdelabanque.com ou du Centre d'information des assurances, avant d'aller voir votre banque ou votre assureur, afin d'avoir toutes les informations nécessaires pour défendre au mieux votre dossier.

Il peut être parfois utile aussi de prendre l'avis d'un médecin-expert libéral qui saura vous informer de vos droits et éventuellement vous défendre vis-à-vis de tel ou tel organisme payeur qui n'honorerait pas ses engagements.

Où chercher l'information quand on est malade ?

Les principales sources d'information sociale de l'assuré social, en France, sont, pour les personnes malades, quelle que soit leur situation familiale et sociale :

– la permanence téléphonique d'information des patients financée par le Plan cancer et ouverte depuis janvier 2004 (0 810 810 820 : numéro Azur, coût d'une communication locale),

– les assistantes sociales ou assistants sociaux de l'hôpital, de la CPAM (Caisse primaire d'assurance-maladie) ou de la CRAM, du département, de la région,

– le service social de votre commune : les CCAS ou CIAS (Centres communautaires – ou intercommunautaires – d'action sociale), qui se trouvent le plus souvent dans les mairies,

– le SAMU social (115).

Où chercher l'information quand on est malade et âgé ?

Les personnes âgées de 60 ans et plus bénéficient de services et d'aides spécifiques.

Depuis quelques années, des centres d'accueil et d'information dédiés aux personnes âgées existent dans toute la France ; on les appelle des CLIC, Centres locaux d'information et de coordination. Ils sont près de 600 depuis 2005 et ce sont eux qui s'occupent de tout votre « projet de vie sociale », dans toutes ses composantes, sanitaires et sociales.

Des centres d'accueil et d'information ont été créés pour les personnes handicapées :

On les appelle des Sites pour la vie autonome (SVA ou SIVA) ; il en existe une centaine (un par département). Ils sont là pour faciliter l'accès aux aides techniques et le maintien à domicile (travaux d'adaptation, accompagnements, etc.).

Dans certains départements existent même des Maisons départementales des personnes handicapées (MDPH) ; ces maisons sont habilitées à centraliser et à gérer tous les dossiers personnels (reconnaissance du handicap par la Cotorep, soins médicaux et infirmiers, services sociaux, aménagement de l'habitat, appareillage, aides financières, aides ménagères, etc.), de chaque personne handicapée.

Ma situation

Le malade est mineur

Le malade mineur est pris en charge comme ayant droit de sa mère et/ou de son père assuré social, dans les mêmes conditions que l'assuré social titulaire.

Il est accompagné chez le médecin par ses parents ou par l'assuré social dont il relève vis-à-vis des tiers comme de la Sécurité sociale, leur responsabilité étant engagée.

Les *soins aux enfants* sont spécifiques et font l'objet d'aides supplémentaires (accompagnement psychologique permanent, etc.). Des unités spécialisées leur sont réservées.

Les *soins aux adolescents* commencent à faire l'objet, eux aussi, d'une attention particulière, notamment dans la façon de les accueillir et d'identifier leurs besoins d'adolescents au sein des services de soins aux adultes (souvent âgés de plus de 60 ans).

Il faut interroger la Ligue nationale contre le cancer (LNCC) ou son numéro vert sur les services pilotes.

Mon cancer est une maladie professionnelle

La déclaration de maladie professionnelle n'est pas nécessairement effectuée par le médecin du travail, mais le médecin qui procède à la déclaration le fait en liaison avec le médecin du travail. Cela est nécessaire si l'on veut que le cancer soit reconnu comme maladie professionnelle et qu'elle ouvre droit, le cas échéant, à une indemnisation de la victime.

La reconnaissance de la maladie professionnelle, dans le cas du cancer, n'est pas toujours simple. La présomption de maladie professionnelle peut faire l'objet d'une enquête médico-biologique, afin de vérifier le lien de cause à effet entre l'exercice professionnel et l'apparition de la maladie.

La maladie professionnelle ouvre des droits spécifiques liés à l'entreprise, notamment des droits à indemnisation par l'entreprise. Se renseigner auprès de la médecine du travail, si vous rendez l'information publique, en vue d'ester en justice, par exemple, ou, plus confidentiellement, en appelant le numéro Azur du Plan cancer et de la Ligue : 0 810 810 820.

Dans tous les cas, le malade doit suivre et faire suivre attentivement son dossier – par un conseil spécialisé (par exemple un avocat qui connaît bien le sujet), si possible –, et veiller aux démarches nécessaires dans les meilleurs délais, afin d'accroître ses chances de faire aboutir au mieux, pour lui, et dans des délais raisonnables, ses demandes éventuelles d'indemnisation spécifique, notamment auprès d'un fonds d'indemnisation.

Je travaille dans une administration publique

La personne malade qui travaille dans une administration publique bénéficie des droits liés à son statut, comme celui :

– de la fonction publique (nationale),

– de la fonction publique territoriale,
– de la fonction publique hospitalière.

Les informations sont accessibles auprès de la mutuelle, de la médecine du travail et du comité d'entreprise, et mieux vaut parfois les avoir acquises avant d'être malade.

Ainsi, en début de maladie, si vous ne souhaitez pas informer vos collègues de votre état de santé, la difficulté d'information sur vos droits peut être plus difficile mais elle n'est jamais insurmontable.

La durée des arrêts de travail avec salaire plein peut varier de 12 à 36 mois, voire plus dans certains cas particuliers. Mieux vaut se renseigner sans attendre, même si votre médecin du travail a été informé par le médecin-conseil de la CPAM de votre situation d'assuré social en mentionnant ou non la maladie cancer.

Je suis travailleur indépendant, commerçant ou artisan

Les statuts professionnels de travailleur indépendant, d'artisan et de commerçant disposent d'assurances ou mutuelles complémentaires, avec des avantages spécifiques.

La loi du 9 décembre 2004 de simplification du droit a entraîné la création, en 2006, d'un régime unique, le Régime social des indépendants (RSI), qui regroupe les trois réseaux des caisses de Sécurité sociale :
– la CANAM (assurance-maladie et maternité des artisans, commerçants et professions libérales),
– l'AVA (Assurance vieillesse des artisans),
– l'Organic (assurance-vieillesse-invalidité-décès des artisans et des commerçants).

Le RSI doit entraîner, à terme, une simplification des démarches des quelque trois millions d'assurés sociaux qui en dépendent.

Quoi qu'il en soit, c'est à votre assurance ou mutuelle complémentaire, qu'elle soit spécifique à votre univers professionnel ou non, qu'il faut vous adresser pour :
– l'informer de votre situation,
– connaître les droits spécifiques qu'elle peut vous offrir face aux dépenses « annexes » auxquelles vous pouvez être exposé(e).

Les différentes aides

*Quelles sont les principales aides financières
de l'assurance-maladie auxquelles peut prétendre
une personne atteinte d'un cancer ?*

Il faut vous renseigner, en lisant votre contrat de protocoles mais aussi en interrogeant le médecin-conseil de votre CPAM qui a cosigné ce contrat avec vous, sur :

– les conditions à remplir pour être aidé en prestations (aide à domicile, etc.) ou en espèces (allocations spécifiques, etc.),

– la liste des produits et prestations qui n'entrent pas, même par dérogation, dans les frais pris en charge par la Sécurité sociale.

Ensuite, il faut interroger votre assurance ou mutuelle complémentaire, pour savoir ce qu'elle accepte de rembourser.

L'équipe soignante connaît bien ces problèmes et aide souvent les familles à connaître et à faire valoir leurs droits sociaux.

*Les services d'aide à la personne
et le chèque emploi service universel*

Si vous êtes dépendant(e) du fait de votre isolement familial, de votre maladie, de votre âge, de votre handicap, vous pouvez bénéficier de certains avantages. Ainsi :

– l'Agence nationale des services à la personne est chargée de développer les services de proximité partout en France, qu'ils soient délivrés à domicile ou à proximité immédiate du domicile : tâches ménagères ou familiales, garde d'enfants, assistance aux personnes âgées, handicapées ou à celles qui ont besoin d'une aide personnelle à leur domicile, assistance à la mobilité dans l'environnement de proximité afin de permettre le maintien à domicile, etc.,

– les cotisations sociales patronales sont supprimées pour les prestataires agréés par l'État que vous pouvez être amené(e) à solliciter à votre domicile,

– le chèque emploi service universel (qui regroupe les fonctionnalités des chèques emploi service et titres emploi service) permet une exonération de cotisations sociales sur la partie financée par l'employeur (dans la limite de 1 830 euros par an) et un crédit d'impôts de 25 % pour les entreprises,

– le taux de TVA de 5,5 % est appliqué pour les professionnels de ce secteur et d'un abattement de 50 % des sommes versées par un particulier employeur est consenti pour un salarié à son domicile.

Qui sont les employeurs des aides à domicile d'une personne dépendante ?

Depuis 2006, l'utilisation du chèque emploi service universel facilite les démarches et permet le règlement sans souci administratif des prestations sociales à domicile.

EMPLOYÉS	MODES D'EMPLOI	EMPLOYEURS DIRECTS/ INDIRECTS	AIDES/ALLOCATIONS	DURÉE LIMITÉE
Aide ménagère à domicile, Auxiliaire de vie sociale (AVS), etc.	I - Emploi direct.	*La personne dépendante est l'employeur.* Elle accomplit elle-même les démarches administratives et rédige les bulletins de salaires.	ACTP (– 60 ans) APA (= + 60 ans) Invalidité 3e catégorie (CPAM).	Durée de la prestation selon le montant des allocations et les moyens personnels de la personne dépendante (participation personnelle complémentaire). En général, durée limitée à 20 à 30 heures par mois.
Aide ménagère à domicile, Auxiliaire de vie sociale (AVS), etc.	II - Emploi indirect par l'intermédiaire d'un organisme mandataire qui trouve l'intervenant, le forme le cas échéant, assure les formalités administratives et perçoit des frais de gestion en contrepartie.	*La personne dépendante est l'employeur,* mais elle est délivrée des formalités et démarches administratives, confiées à un tiers mandataire.	ACTP (– 60 ans) APA (= + 60 ans) Invalidité 3e catégorie (CPAM).	Durée de la prestation selon le montant des allocations et les moyens personnels de la personne dépendante (participation personnelle complémentaire). En général, durée limitée à 20 à 30 heures par mois.
Aide ménagère à domicile, Auxiliaire de vie sociale (AVS), etc.	III- Emploi indirect par l'intermédiaire d'une entreprise prestataire de services qui s'engage à fournir le travailleur demandé et prend en charge entièrement le dossier.	*La personne dépendante n'est pas l'employeur.* Elle est un client (ou un bénéficiaire non commercial) d'un prestataire de services employant des aidants à domicile.	ACTP (– 60 ans) APA (= + 60 ans) Invalidité 3e catégorie (CPAM) DDASS-CG (aide ménagère sur prescription médicale, par l'aide sociale du département).	Durée de la prestation selon le montant des allocations et les moyens personnels de la personne dépendante (participation personnelle complémentaire). En général, durée limitée à 20 à 30 heures par mois.

Qui finance les aides à domicile d'une personne dépendante ?

ACTES	INTERVENANTS	OBTENTION DES DROITS	ACTIONS ET MÉTHODES	FINANCEMENTS
Soins infirmiers à domicile	Infirmière libérale à domicile.	Sur prescription du médecin traitant ou de l'infirmière libérale validée par le médecin traitant.	La démarche de soins infirmiers (DSI) : plan de soins personnalisé, surveillance clinique, séances de suivi, prévention, hygiène.	– *Pour le malade* : exonération du TM (100 %) si ALD. – *Pour l'infirmière* : valorisation tarifaire par l'assurance-maladie (temps de coordination, DSI, etc.).
Soins infirmiers à domicile	Infirmière salariée d'une structure (HAD, SSIAD, etc.).	Sur prescription du médecin.	Coordination des soins par la structure.	– *Pour le malade* : exonération du TM (100 %) si ALD – *Pour l'infirmière* : valorisation tarifaire par l'assurance-maladie (temps de coordination, DSI, etc.).
Entretien quotidien à domicile	Aide ménagère, Auxiliaire de vie sociale.	Sur prescription du médecin traitant (aide du département).	Prise en charge des tâches de la vie quotidienne.	– *Pour le malade* : prise en charge par le département si prescription médicale. Exonération de charges sociales (100 % part patronale) si + 70 ans (maxi : 15 heures hebdo). – *Pour les services d'aide à domicile* : cofinancement des actions de formation ou de coordination et des remplacements par le FMAD*
Soutien psychologique à domicile	Aide médico-psychologique, Psychologue.	Sur prescription du médecin traitant ou du médecin référent (neurologue) relayé par le médecin traitant.	Plan de soins à valider par l'organisme assureur (CPAM, ass. complémentaire, mutuelle, etc.).	– *Pour le malade* : prise en charge par le département si prescription médicale. – *Pour le psychologue* : cofinancement des expérimentations par le FMAD*.

* FMAD : Fonds de modernisation de l'aide à domicile (*cf.* loi 2001-647 du 20 juillet 2001 relative à l'allocation personnalisée d'autonomie-APA).

*Si c'est mon conjoint qui est malade,
comment puis-je faire valoir mes droits pour l'aider ?*

Vos droits sont ceux de toute personne aidant une personne malade et dépendante :

Possibilité de congé pour aide à personne dépendante, à négocier avec votre employeur après vous être informé(e) auprès des délégués du personnel et/ou de l'inspection du travail et/ou du numéro Azur du Plan cancer (0 810 810 821). Les conditions peuvent varier du secteur public au secteur privé et, parfois, entreprise par entreprise. Ce congé peut être très temporaire, par exemple pendant les traitements, pour accompagner la personne malade dans les services de cancérologie, ou prolongé par exemple pendant 3 mois, 6 mois, 1 an.

En cas d'arrêt de travail, la possibilité d'une *compensation financière* est à solliciter. Interrogez votre mairie (à travers le comité d'action sociale), votre Caisse d'allocations familiales (CAF), si vous avez des enfants à demeure, ou votre CPAM qui vous orientera, le cas échéant, vers d'autres sources de compensation financière possibles (département, région, etc.).

*Si c'est mon enfant qui est malade,
comment puis-je faire valoir mes droits pour l'aider ?*

Vérifiez auprès de votre CAF que vous avez accès à l'*allocation de présence familiale*, d'un montant mensuel de 700 euros, délivrée pour une période de 12 mois au plus. L'accès à cette allocation est en principe facilité pour tous les parents depuis 2006.

*Si je suis malade et handicapé,
quelles sont les principales allocations
dont je peux bénéficier ?*

AVANTAGES	NATURE DE L'AVANTAGE	OÙ S'ADRESSER ?
Allocation adulte handicapé (AAH)	Destinée aux personnes handicapées qui ne cotisaient pas à la Sécurité sociale lors de leur maladie (sous conditions de ressources). Depuis 2006, l'AAH est compatible avec un emploi rémunéré (se renseigner à la mairie ou à la Maison départementale des personnes handicapées).	Commission technique d'orientation et de reclassement professionnel (Cotorep) ou Caisse d'allocations familiales (CAF) ou Centre communal (ou intercommunal) d'action sociale (CCAS ou CIAS).
Allocation compensatrice tierce personne (ACTP)*	Pour les personnes handicapées qui ont besoin d'une tierce personne (*sous condition de ressources*).	Cotorep ou CCAS (ou CIAS).
Allocation compensatrice pour frais professionnels (ACFP)*	Pour les personnes exerçant une activité professionnelle qui ont des frais supplémentaires du fait de leur handicap (*sous condition de ressources*).	Cotorep ou CCAS (ou CIAS).
Allocation personnalisée autonomie (APA)	Destinée aux personnes âgées d'au moins 60 ans et qui nécessitent l'aide d'une tierce personne	Conseil général ou Caisse régionale d'assurance-maladie (CRAM) ou CCAS (ou CIAS).
Pension invalidité catégorie I	Pour les personnes handicapées qui étaient salariées et qui malgré leur handicap peuvent continuer à exercer une activité rémunérée partielle.	Caisse primaire d'assurance-maladie (CPAM).
Pension invalidité catégorie II	Pour les personnes handicapées qui étaient salariées et qui ne peuvent plus exercer d'activité rémunérée du fait de leur handicap (exception possible).	CPAM.

AVANTAGES	NATURE DE L'AVANTAGE	OÙ S'ADRESSER ?
Pension invalidité catégorie III	Identique à la pension invalidité catégorie II + ayant besoin de l'aide d'une tierce personne (Allocation majoration pour tierce personne).	CPAM***.
Allocation logement social (ALS)	Attribuée *sous conditions de ressources.*	CAF ou CCAS (ou CIAS).
Aide ménagère à domicile **	Paiement partiel d'une aide-ménagère.	CCAS (ou CIAS).
Prime à l'amélioration de l'habitat (PAH)	Subvention pour les travaux d'aménagement du logement de la personne handicapée (*sous condition de ressources* et liées aux caractéristiques du logement).	Direction départementale de l'équipement (DDE).
Carte d'invalidité	Destinée aux personnes ayant une invalidité supérieure ou égale à 80 % (possibilité jusqu'à 50 % avec avantages restreints).	Cotorep ou CCAS (ou CIAS).
Cotisations Sécurité sociale pour l'aide à domicile salariée	Exonération possible de la part patronale.	Union de recouvrement des cotisations de Sécurité sociale et d'allocations familiales (URSSAF).
Impôts et taxes	Réductions (impôts sur le revenu). Exonérations (vignette auto, taxe d'habitation, redevance télévisuelle).	Centres des impôts.
Macaron grand invalide civil (GIC)/Carte européenne	Pour faciliter le stationnement en France et en Europe.	Cotorep ou CCAS (ou CIAS).

* Récupération sur la succession sauf si les héritiers sont le conjoint, les enfants ou la tierce personne.
** Récupération sur la succession si l'actif net successoral est supérieur à 45 000 € environ.
*** Pour les personnes invalides dont l'âge est compris entre 60 et 65 ans, la demande d'Allocation majoration pour tierce personne doit être déposée à la Caisse de retraite. Au-delà de 65 ans, c'est le Conseil général qui traite le dossier de demande d'Allocation personnalisée d'autonomie (APA) anciennement Prestation spécifique dépendance (PSD).
Le cumul entre l'Allocation majoration pour tierce personne (AMTP) (pension d'invalidité 3e catégorie) et/ou, l'Allocation compensatrice pour tierce personne-(ACTP), et/ou l'Allocation personnalisée d'autonomie (APA), est impossible.

*Puis-je parler de mes soucis professionnels
liés à la maladie avec le médecin qui me soigne ?*

Oui, car c'est lui qui doit déclarer la maladie et, par là, permettre l'ouverture de vos droits sanitaires et sociaux. Dès la confirmation du diagnostic et la déclaration d'ALD auprès du médecin-conseil de la CPAM, vous devez pouvoir discuter avec votre médecin traitant et/ou référent des grandes lignes de votre parcours de soins mais aussi de votre « parcours de vie ».

Ensuite, avec le psychologue, l'infirmière, l'assistante sociale, l'Assedic, l'inspecteur du travail, les associations d'anciens malades, le groupe de paroles auquel vous avez décidé d'adhérer, vous devez pouvoir évoquer des projets autres que des projets de soins. Parfois, le simple fait de parler de « projets de vie de bien portants », du futur bien portant que l'on sera, peut vous aider psychologiquement à traverser plus sereinement la maladie.

*Peut-on anticiper dès le début,
avec l'équipe soignante et l'équipe sociale,
les probabilités et les conditions
d'un retour à l'emploi ?*

Mieux vaut toujours anticiper, mais encore faut-il disposer des informations nécessaires : votre médecin ne peut pas toujours vous dire quand et si vous allez pouvoir reprendre votre travail avec les mêmes capacités en fonction de votre santé.

Cependant, vous pouvez et vous devez entrer dans les détails de votre parcours de soins et des étapes de votre état de santé, afin que vous puissiez, avec les acteurs sociaux qui vous assistent, évaluer votre situation à venir, pour autant qu'elle soit prévisible :

■ En termes d'incapacité à poursuivre votre activité professionnelle habituelle (contraintes, fatigue, douleurs, couloirs thérapeutiques, etc.), et pendant combien de temps, afin de pouvoir prendre des dispositions vis-à-vis de votre entreprise et de votre employeur, calculer vos indemnités journalières (qui, lorsqu'il s'agit d'ALD comme c'est ici le cas, peuvent se prolonger sur une période allant de 6 à 36 mois, et qui ne sont pas imposables fiscalement). Si vous êtes au chômage, vos indemnités journalières sont calculées sur la base des salaires précédant la période sans emploi (justificatifs ANPE et Assedic à fournir à la CPAM). Si vous êtes fonctionnaire, vous pouvez obtenir un congé de longue/grave maladie de 36 mois au maximum, avec maintien de la totalité du salaire pendant les 6 ou les 12 premiers mois, selon que vous êtes contractuel ou titulaire.

En termes de probabilité ou d'impossibilité prévisible de reprendre une activité professionnelle à la sortie des traitements, afin de vous préparer à cette perspective de reprise ou de non-reprise du travail et à envisager les dispositions nécessaires pour y faire face (convertir certains investissements, reconsidérer certains crédits, vous investir, ne serait-ce qu'en y pensant entre deux passages difficiles, dans de nouveaux *projets*, préparer vos proches à avoir une nouvelle vision sur votre avenir et pas forcément une vision pour le court terme).

Mes revenus

Si je suis travailleur indépendant, commerçant ou artisan, comment connaître les revenus auxquels je suis susceptible d'avoir droit ?

Les revenus auxquels vous avez droit sont spécifiques et liés à votre statut professionnel.

Si vous êtes artisan ou commerçant ou travailleur indépendant, vos revenus pendant la maladie sont directement liés au contrat d'assurance que vous aurez passé, avant d'être malade, avec votre caisse professionnelle (par exemple la caisse dite CANAM pour les travailleurs indépendants) et, le cas échéant, avec un assureur ou une mutuelle d'appoint.

Si vous n'avez aucun revenu de substitution en cas de maladie, parlez-en au service social de votre mairie ou SAMU social

(115) et à votre CPAM : vous êtes susceptible de bénéficier d'aides à la précarité (allocations spécifiques, RMI, etc.).

Si je suis chômeur, comment connaître les revenus auxquels je suis susceptible d'avoir droit ?

Si vous êtes chômeur, deux cas de figure se présentent :

■ Si vous êtes *bénéficiaire d'une allocation Assedic*, cette allocation est suspendue et elle sera reprise après votre arrêt de maladie ; pendant la maladie, vous pouvez percevoir des indemnités journalières calculées sur la base des 3 derniers mois avant la rupture du contrat de travail ; si vous n'aviez pas de droits d'assuré social ouverts avant l'indemnisation par les Assedic, vous pouvez bénéficier, pendant toute la durée de versement de votre allocation Assedic, des prestations en nature (remboursement des soins), des assurances maladie et maternité. Les conditions de durée sont à préciser auprès de votre ANPE (www.anpe.fr) ; si vous n'avez pas (ou plus) d'indemnités Assedic, vous bénéficiez pendant un an de la possibilité d'indemnités journalières (prestations en espèces), et pendant 4 ans du remboursement des soins (prestations en nature).

■ Si vous *ne bénéficiez pas (ou plus) d'une allocation Assedic*, mais que vous êtes toujours en situation de recherche d'emploi, vous continuez de bénéficier des prestations en nature (remboursement des soins) à condition d'adresser tous les 6 mois à votre CPAM une déclaration sur l'honneur de démarche de recherche d'emploi. Cette condition est annulée dès que vous êtes âgé de 55 ans.

Si je suis retraité, comment connaître les revenus auxquels je suis susceptible d'avoir droit ?

Si vous êtes retraité, le fait d'être malade ne vous prive pas de votre qualité de retraité. Votre retraite vous est donc versée pendant toute la durée des traitements.

Renseignez-vous :

Auprès de l'organisme gestionnaire principal ou spécialisé en fonction de votre ancienne activité professionnelle (mutuelle artisans, etc.), ne serait-ce que pour savoir si votre organisme d'assurance-vieillesse prévoit ou non d'accorder des aides financières ou humaines à domicile du fait de votre dépendance passagère.

Sur les sites internet spécialisés (voir annexes).

Il faut savoir que les caisses de retraites complémentaires ne versent leurs pensions qu'aux *seuls assurés en ayant fait la demande.*

La maladie, comme le chômage, figure parmi les situations qui maintiennent ouverts (sous conditions) les droits à la retraite.

Quels sont les minima de pension ou de revenus auxquels on a droit, quand on est retraité ?

Les niveaux « plancher » de pension fixés par divers régimes de retraite correspondent le plus souvent à la durée de la carrière et au niveau des revenus soumis à cotisation (consulter la page des questions pratiques du site : www.retraites.gouv.fr/ article401.html).

Attention à ne pas confondre les pensions minimales, attribuées sans aucune condition de ressources, et le minimum vieillesse, accessible à l'âge de 65 ans et qui, lui, dépend du niveau de vos ressources financières.

Pour les salariés (régime général), les salariés agricoles, les artisans et les commerçants, « le minimum de pension dit "contributif" » est de l'ordre de 550 euros par mois « pour une carrière complète de 40 années ».

Pour les fonctionnaires, « le minimum de pension » avoisine un millier d'euros par mois « pour une carrière de 25 années ».

Depuis la loi du 21 août 2003, concernant les pensions minimales :

– l'objectif en 2008 est de fixer le montant de la retraite de base et complémentaire à un niveau au moins égal à 85 % du SMIC net pour une carrière complète au SMIC,

– le minimum de pension « contributif » des salariés du secteur privé et des régimes alignés des artisans et commerçants qui ont cotisé le plus longtemps est revalorisé (+ 3 % au 1er janvier 2004, + 3 % au 1er janvier 2006, + 3 % au 1er janvier 2008).

Les banques, les assurances, les organismes de crédits

Dois-je prendre des précautions,
dans l'organisation de mes dossiers et de mes droits,
vis-à-vis de mon banquier, de mon assureur,
des organismes de crédits ?

Oui. Compte tenu de la discrimination inévitable (surprimes pouvant dépasser 300 %, restrictions d'emprunts, etc.) que vous allez subir pendant la maladie, dès que votre banquier, votre assureur, votre organisme de crédit connaîtra votre situation de santé, c'est-à-dire pendant votre parcours de soins ou lorsque vous sortirez de la maladie, il ne peut qu'être utile d'avoir su « prendre ses précautions en amont ». Mais cela n'est pas toujours possible ni suffisant.

Il faut savoir que la « restriction » de vos droits à emprunter ou à contracter une assurance-vie ou sur la vie peut se prolonger même après plusieurs années de rémission. Depuis 2007, les choses évoluent à nouveau vers une amélioration sensible des conditions faites aux malades en rémission de plus de 5 ou 10 ans.

*Comment gérer la situation avec mon employeur,
mon propriétaire, mon banquier ?*

C'est après avoir collecté les informations de base nécessaires et pratiques, que vous serez le mieux capable de « gérer la situation » avec votre employeur, votre propriétaire (si vous êtes locataire), votre banquier, votre assureur, votre mutuelle afin d'organiser au mieux de vos intérêts :

– soit, en début de parcours, la période économique difficile que vous allez traverser tout au long des traitements,

– soit, en fin de parcours, la période de réinsertion sociale et professionnelle qui vous est promise après les traitements.

*Où m'adresser pour connaître mes droits
vis-à-vis des banques et des assurances ?*

Pour vos droits de citoyens vis-à-vis des banques et des assurances (emprunts et prêts à contracter, traites en cours, etc.), faites-vous orienter par :

– une association : votre groupe de paroles, l'une des 101 antennes de la Ligue nationale contre le cancer, l'association de malades la plus active dans l'établissement de santé qui vous soigne, l'association de quartier que vous avez l'habitude de fréquenter, etc.,

– le bureau le plus proche de la Banque de France si vous vous retrouvez en situation de surendettement,

– un centre d'information sur l'assurance si vous voulez connaître les dernières dispositions prises dans le cadre et à la suite de la Convention Belorgey.

*Pourquoi, lorsque je reprends une vie normale
après les traitements, les banques et les assurances
ne me font-elles pas les mêmes conditions
qu'aux autres bien portants ?*

Parce que l'organisme qui vous assure ou qui vous accorde un prêt, un crédit, n'a pas la certitude que vous êtes « guéri(e) » et qu'il n'y aura pas de rechute : personne ne peut lui donner cette certitude, pas même les cancérologues !

Une discrimination au niveau des cotisations est donc inévitable. Tout contrat d'assurance est établi à partir d'un risque calculé sur la base de la possibilité statistique que vous avez de ne pas pouvoir cotiser suffisamment longtemps ou de ne pas pouvoir rembourser un prêt[1]. Dès lors que ce « risque calculé » augmente avec votre entrée dans la maladie, les conditions qui vous sont faites sont appelées à changer, sauf si rien n'est prévu dans le contrat, ce qui est rare.

Attention : la Convention 2007 représente une amélioration notable des conditions faites aux souscripteurs « comportant des risques aggravés de santé ».

Le questionnaire médical confidentiel

Si vous présentez un risque de santé aggravé et si votre capacité financière de remboursement a été jugée suffisante par la banque, votre dossier va être examiné sous l'angle de l'assurance. Un questionnaire médical confidentiel, complété éventuellement d'une visite médicale, sera nécessaire. Sans l'accord de l'assurance, votre banque ne pourra pas débloquer le prêt. Vous devez pouvoir vous isoler pour effectuer la lecture et la réponse au questionnaire médical, notamment dans l'agence. Vous pouvez demander que la transmission des données médicales suive un

---

1. Exemple de rémission à 5 ans : 80 % pour le cancer du sein, 84 % pour le mélanome, 75 % pour le cancer de la prostate, 65 % pour le cancer de la vessie, 52 % pour la leucémie, etc. Source : INCA, 15 novembre 2006, Journées parlementaires sur le cancer.

circuit de confidentialité renforcé : insérez alors le questionnaire dûment rempli dans l'enveloppe cachetée destinée au médecin-conseil de l'assurance. Cette enveloppe est elle-même insérée dans une enveloppe destinée au service compétent de l'établissement de crédit.

Les crédits à la consommation (avant 2007)

Si le crédit à la consommation est destiné à un achat précis désigné dans l'acte de prêt ou documenté par un justificatif, le questionnaire médical a été supprimé dans le cadre de l'assurance-décès sous les conditions cumulatives suivantes :

– le montant du prêt ou le cumul des prêts doivent être inférieurs à 10 000 euros[1],

– la durée de remboursement doit être inférieure ou égale à 4 ans,

– l'âge du candidat doit être de 45 ans au plus,

– la personne candidate à l'emprunt doit signer une attestation sur l'honneur du respect du cumul de prêts inférieur à 10 000 euros[1].

Le crédit immobilier et le prêt professionnel

Si votre état de santé ne vous permet pas d'être assuré par le contrat de base, votre dossier sera automatiquement examiné à un second niveau par un service médical spécialisé. Si, à l'issue de cet examen, une proposition d'assurance de second niveau ne peut être établie, votre dossier sera examiné par les experts médicaux de la profession. Cet ultime examen ne concerne toutefois que les crédits immobiliers et les crédits à objet professionnel d'une durée maximum de 12 ans, d'un montant maximum de 200 000 euros, et si l'emprunteur est âgé au maximum de 60 ans. Attention : une

---

1. Données 2005.

proposition d'assurance de 2e ou 3e niveau est normalement plus coûteuse que le tarif standard.

Si, malgré tout, vous n'obtenez pas d'assurance, les banques accepteront de rechercher des garanties alternatives comme le nantissement d'un capital, le nantissement d'un portefeuille de valeurs mobilières, le cautionnement ou le gage...

Si vous estimez que le refus d'assurance est dû à un mauvais fonctionnement du dispositif ci-dessus, vous pouvez déposer un recours auprès de la section de médiation de la commission de suivi de la Convention Belorgey (Section médiation – 54, rue de Châteaudun, 75436 Paris cedex 09).

Toutes ces informations sont disponibles sur www.lesclesdela-banque.com

Un serveur vocal interactif est ouvert au public depuis le 5 juillet 2004 afin de permettre au plus grand nombre d'accéder à ces informations : 0 821 221 021 (coût appel local).

La Convention Belorgey

Elle permet, depuis 2001, aux personnes dites gravement malades d'obtenir un prêt :

– sur 4 ans, jusqu'à 10 000 euros, pour un bien de consommation (voiture, meuble, etc.), si elles ont moins de 45 ans (cette limite d'âge devrait être repoussée en 2007),

– sur 15 ans jusqu'à 250 000 euros pour un prêt immobilier, si elles ont moins de 60 ans. Le groupe de travail gouvernemental sur l'aménagement de la Convention Belorgey, créé fin 2004, obtiendrait des assurances qu'elles révisent leur position sur les dossiers des personnes ayant une rémission de leur maladie de 10 ans et plus.

Une nouvelle convention, plus favorable, est entrée en vigueur en janvier 2007.

Pour toutes questions bancaires liées à une situation de maladie ou de handicap, un service téléphonique est à votre disposition (0 821 221 021). Il faut prendre contact avec votre assureur, votre mutuelle, votre banquier et autres organismes de crédit, et négocier les meilleures conditions possibles.

Mais la solution à moyen terme réside dans la formation même des actuaires (personnes chargées de calculer le risque en fonction des tableaux statistiques de mortalité et de morbidité à leur disposition) aux résultats les plus récents. Dans la plupart des cas, les assureurs comme les banques se fondent sur des statistiques dépassées qui datent des décennies 1970 et 1980, alors que les taux d'espérance de vie ont grandement évolué, ne serait-ce que depuis 10 ans. Il est vrai que les Registres du cancer, où sont consignées de nombreuses statistiques et gérés pendant 50 ans par les 20 Centres de lutte contre le cancer (CLCC), ont été longtemps privés de moyens ; ces Registres du cancer sont aujourd'hui coordonnés et gérés par l'Institut de veille sanitaire (InVS).

En janvier 2006, l'association Vivre avec a annoncé la signature d'un projet de convention avec des assureurs pour faire prendre en compte, dans leurs calculs et leurs contrats, les statistiques récentes de longévité 5 et 10 ans après la survenue d'un cancer (du sein, notamment), et faire bénéficier les anciens malades de conditions moins pénalisantes que celles accordées jusqu'ici.

Ce premier signe positif a été suivi – en juin 2006, après une négociation impulsée par le chef de l'État et le ministère de la Santé sur les améliorations à apporter à la Convention Berlorgey – d'un projet de *nouvelle Convention* qui devait être effective dès janvier 2007[1]. Les assureurs sont regroupés, pour discuter des risques spécifiques liés à des pathologies telles que le cancer, au sein d'une organisation associative, le Cercle des assureurs des risques

---

1. Conseil des ministres du 22 novembre 2006.

aggravés et techniques (ACARAT). Renseignez-vous sur les sites : www.acarat.fr ou www.belorgey.fr.

Vous trouverez sur le site acarat.fr des informations sur les différents contrats et leurs modalités générales, ce qui ne vous empêche pas d'aller négocier d'autres modalités selon votre situation particulière.

Quoi qu'il en soit, là encore, comme il s'agit d'un environnement en pleine évolution et de dispositions au cas par cas, informez-vous pour savoir si cela vous serait applicable personnellement et, si oui, dans quelles conditions précises.

ANNEXES

Sites internet
pour s'informer

S'informer sur la maladie
et sa prise en charge

Certains sites sont à consulter régulièrement si l'on veut comprendre l'actualité en temps réel.

www.chu-rouen.fr

Ce site « historique » du CHU de Rouen contient une *quantité énorme d'informations générales et techniques* sur les principales pathologies (voir l'index des pathologies ou écrire le mot « Cancer » dans la fenêtre « Rechercher ») : on peut notamment accéder par lui au catalogue et index des sites médicaux francophones (www.chu-rouen.fr/ssf/patient/cancerologie.html) ! On y trouve aussi répertoriées des réponses de médecins aux *questions des malades*, etc.

www.ligue-cancer.asso.fr

Site officiel de la Ligue nationale contre le cancer (LNCC), qui abrite plusieurs associations (comme Médecine générale et cancer [MG Cancer]) et plusieurs autres sites (dont celui de Jeunes solidarité cancer [JSC]), et notamment :

www.jscforum.net : site créé et animé par des jeunes adultes atteints de cancer ou anciens malades, au sein d'une association dénommée Jeunes solidarité cancer (JSC). Le ton est très direct et dynamique. C'est probablement le site le mieux documenté sur les *démarches sociales et administratives* (indications délivrées par des experts parlant couramment le langage administratif).

Le forum, qui peut fonctionner comme un groupe de paroles universel, est ouvert à tout le monde : une bonne occasion de dialogue !

La Ligue abrite à Paris (14, rue Corvisart – 75013 Paris) un grand nombre d'associations (Vivre comme avant, MG Cancer, etc.), parmi lesquelles certaines ont un site propre :

- www.assoafic.org : site d'information de l'Association française des infirmiers en oncologie (AFIC), où vous pourrez trouver, si vous le souhaitez, les normes de qualité des soins infirmiers en cancérologie, les réflexions des infirmières sur les techniques de soins, le rôle infirmier dans le parcours de soins, l'information aux patients, etc.

- www.etincelle.asso.fr : site d'un *espace d'accueil* et de bien-être, d'initiative privée, réservé aux femmes atteintes d'un cancer (du sein), à Issy-les-Moulineaux (soins esthétiques, relaxothérapie, coiffure, etc.).

- www.europadonna.org, site dédié aux femmes atteintes de cancer et donnant des informations pratiques et techniques sur les cancers féminins.

- www.tabac-info.net/, site d'information sur les dangers du tabac.

- www.pataclope.com/default.htm, site d'information pour les (très) jeunes, sur le tabac.

- www2.ligue-cancer.asso.fr/cit/, site d'information sur la « carte d'identité des tumeurs ».

On peut trouver une *liste plus complète des associations* en lien avec la Ligue ou citées par elle, à l'adresse :

- www.ligue-cancer.asso.fr/article.php3?id_article=75 (rubrique « Vivre avec », en page d'accueil, puis la sous-rubrique « Être accompagné » dans la colonne de droite, et enfin : « Les associations de malades »).

www.leciss.org

Site du Collectif interassociatif sur la santé (CISS), qui comprend une quarantaine d'associations, dont la Ligue nationale contre le cancer (LNCC), l'UNAF, Act Up, AIDES, etc. Le site est archaïque, peu convivial, d'architecture rigide, inaccessible à plusieurs rubriques sauf à se faire enregistrer, mais au moins peut-on écrire au CISS.

www.e-sante.org

Portail de l'Institut national du cancer (INCa), où vous pouvez trouver de très nombreuses informations sur le Plan cancer et les actions en cours de l'INCa dans divers domaines : équipement technologique de recherche, de diagnostic et de thérapie, actions de dépistage de masse, mise en place effective des avancées de la réforme comme le dispositif d'annonce (au patient), les Centres de coordination en cancérologie (CCC), les 7 Cancéropôles, les Réseaux de cancérologie, la psycho-oncologie comme un service accessible à tous les patients qui le souhaitent, etc.

ATTENTION aux *adresses pouvant prêter à confusion* : par exemple, le site www.e-sante.fr (ou .com ou .be, etc.) est un site commercial (sponsorisé par un assureur), et non un site institutionnel comme on pourrait le croire par analogie avec e-sante.org. Le site www.choisir-sa-mutuelle.fr est aussi un site commercial, par exemple, et non un site mutualiste (au sens du droit mutualiste).

www.quechoisir.org

Site de l'Union fédérale des consommateurs (UFC-Que Choisir), d'esprit consumériste comme il se doit. Face à des informations toujours utiles de l'UFC mais le plus souvent centrées sur l'intérêt de la personne bien portante (qui veut tout moins cher pour tout le monde), il se peut, lorsqu'on est malade, que l'on reconsidère ses priorités d'usager – qui deviennent avant tout personnelles et vitales plus que consuméristes. Cependant, il peut être utile de s'abonner à peu de frais (moins de 5 euros par mois), afin de bénéficier de l'*assistance juridique de l'UFC* et de disposer de toutes les informations accessibles sur ce site, où la navigation est parfois délicate mais relativement claire (par exemple, maintenir le clic pour les sous-rubriques de la rubrique « Santé », dans la colonne de gauche, si vous voulez prendre le temps de choisir votre sujet).

www.ameli.fr

Site de référence de l'assurance-maladie en France, placé sous l'autorité de l'Union nationale des caisses d'assurance-maladie (UNCAM) (Tél. : 01 72 60 10 00). Ce site a été fondé par le principal régime d'assurance-maladie en France, le régime général (salariés du secteur privé affiliés à la Caisse nationale d'assurance-maladie des travailleurs salariés [CNAMTS]). La CNAMTS est relayée localement par :

– 128 Caisses primaires d'assurance-maladie (CPAM) en France métropolitaine,

– 4 Caisses générales de sécurité sociale (CGSS) dans les départements d'outre-mer,

– 16 Caisses régionales d'assurance-maladie (CRAM),

– 22 Unions régionales de caisses d'assurance-maladie (URCAM),

– 3 Unions de gestion des établissements de caisses d'assurance-maladie (UGECAM).

Le site donne accès notamment à des *informations classées et complètes* pour les assurés sociaux et à la position de l'assurance-maladie (dont la CNAMTS assure l'orientation) sur les *aspects pratiques et financiers* (pour les soins, biens et services remboursables) de la prise en charge des maladies, mais aussi sur des organisations sanitaires ou sociales : une mine de renseignements pour tous.

www.ameli.fr/1/cpam.html

Sur le site de l'assurance-maladie (ameli.fr), mettez-vous en contact avec votre Caisse primaire d'assurance-maladie (CPAM) en indiquant votre département sur la page d'accueil du site (en haut à droite) ou en accédant à la page suivante http://

www.ameli.fr/1/cpam.html?page=annu-orga. Ici, exemple d'adresse où figurent les coordonnées de la CPAM de Paris (75).

http://infodoc.inserm.fr/inserm/ethique.nsf

Site du Réseau Rodin et du Laboratoire d'éthique médicale et médecine légale de la faculté de médecine de l'université Paris-V, où l'on peut trouver des articles intéressants sur l'*éthique appliquée aux relations médecins-malades* et à la *qualité de vie des patients* (cliquez sur la rubrique « Relations soignants soignés » dans la colonne de gauche, puis sur l'un des sujets, par exemple *la consultation d'annonce en cancérologie*).

www.canam.fr/

Site de la Caisse nationale d'assurance-maladie des professions indépendantes (CANAM) : très clair dans sa présentation (rubriques « Remboursements », « Allocations », etc.) et facile de navigation, ce site vous indique notamment les sites internet des Caisses maladie régionales (CMR) correspondant à ce régime d'assurance-maladie. À consulter si vous êtes affilié(e) à ce régime.

www.msa.fr

Site de la Mutualité sociale agricole (MSA), qui couvre les *assurés sociaux du monde agricole et rural* (professionnels et ayants droit). Vous trouverez sur le site les adresses des sites internet des Caisses départementales de la MSA (rubrique « Organisation de la MSA / le réseau des caisses », colonne de gauche).

La MSA est à l'origine de nombreuses initiatives en faveur de ses sociétaires, notamment à travers des *réseaux gérontologiques* expérimentaux offrant des avantages et services à leurs membres : renseignez-vous !

www.d-m-p.org

Site du Groupement d'intérêt public dédié au Dossier médical personnel (GIP-DMP) – en cours de « rénovation » au printemps 2007 : le contenu du site est validé par les pouvoirs publics, mais aussi les *associations d'usagers du système de santé* (CISS), l'assurance-maladie, les syndicats, les sociétés savantes médicales, etc., qui siègent au sein de son Comité d'orientation (COR). Ce site a *l'originalité et l'avantage d'être transparent,* c'est-à-dire *accessible à tous, dans toutes ses rubriques.*

Il a cependant un « Espace grand public » qui se veut pédagogique, afin d'aider les Français à comprendre ce qu'est et à quoi sert le DMP. Rappelons que le DMP doit être accessible à tous ceux qui veulent créer leur DMP sur internet, en principe dès *juillet 2007,* après une dizaine de mois d'expérimentation dans certaines régions pilotes comme la Bretagne et les Pays-de-la-Loire.

Le site apporte notamment des *éclaircissements sur les droits du malade à masquer, dans son DMP,* certaines informations sans avoir à en informer le médecin qui le lit, et à *faire respecter le secret médical* (voir aussi, sur ce point, le site de la CNIL).

Par convention signée au printemps 2006 avec les organisations représentatives des structures de cancérologie, le Dossier communiquant en cancérologie (DCC) adopte les *mêmes caractéristiques informatiques que le DMP,* afin d'être, après les traitements, insérable dans le DMP.

www.conseil-national.medecin.fr

Site du Conseil national de l'ordre des médecins (CNOM), où vous pourrez trouver des informations sur les recommandations en matière de qualité des soins médicaux, les critères de *compétences des médecins et chirurgiens dans le champ de la cancérologie,* l'information du malade et les instances de *conciliation en cas de litige* malade-médecin (voir plus loin : s'informer sur le droit/les droits).

Vous pouvez contacter l'ordre des médecins pour un renseignement ou une information, de préférence dans le domaine de la *déontologie et de l'éthique :* on vous répondra d'autant mieux que votre question sera d'ordre très général, vous renvoyant à d'autres sources pour des questions plus particulières.

www.ordre.pharmacien.fr/

Site de l'ordre des pharmaciens : on peut y procéder à une recherche par mot clé (par exemple, cancer, avec une liste de structures spécialisées et les antennes de la Ligue nationale contre le cancer). Ce site est riche d'informations sur les relations avec le patient (lien avec le site www.opinion-pharmaceutique.fr/ où l'on débat de ce sujet parmi d'autres) et sur les échanges d'informations, comme le projet de Dossier pharmaceutique [DP] électronique, un peu à la manière du Dossier communiquant en cancérologie (DCC), réservé aux professionnels.

On peut contacter l'ordre des pharmaciens pour toute information complémentaire : il a la réputation d'être réactif, précis et efficace.

www.sfpo.fr

Site de la Société française de psycho-oncologie (SFPO), où vous pourrez trouver des informations sur la *spécificité de la psychologie lorsqu'elle s'applique à la maladie cancer*, dès lors que celle-ci a un très grand retentissement psychique, physique, affectif, social et économique sur le patient comme sur son entourage.

www.fnehad.asso.fr/accueil.html

Le site de la Fédération nationale des établissements d'hospitalisation à domicile (FNEHAD) peut vous renseigner sur les *structures et établissements d'HAD de votre département* (une *carte de France* est aussi à votre disposition sur CD, *avec toutes les coordonnées*), et vous apporter des indications pratiques (quand l'HAD est-elle autorisée ? qui peut décider ? comment faire pour demander qu'on vous la prescrive ? etc.) si vous entrez en contact avec elle.

http://www.service-public.fr/

C'est le *site officiel d'information du citoyen sur ses droits* dans le cadre des missions du service public. En cliquant sur la rubrique « Santé », on accède aux nombreuses informations actualisées sur les *droits du citoyen, de l'assuré social et du patient* dans le domaine de la santé et face à la maladie (l'Aide médicale de l'État [AME], pour qui ?

comment ?) et à la dépendance liée à la maladie (http://vosdroits.
service-public.fr/particuliers/N17.xhtml). Par exemple sur les conditions d'accès aux soins à domicile, à l'hospitalisation à domicile, etc.

www.santesolidarites.gouv.fr/

C'est le *site « synthétique » des ministères chargés de la santé et
de la solidarité* (personnes âgées, handicapés, etc.) : vous y trouvez
toute l'actualité politique (de santé) décryptée et clairement pré-
sentée. Le site est facile de navigation. Il est aussi prévu de pouvoir
écrire au bureau du ministre (www.santesolidarites.gouv.fr/
bureauduministre/index.htm) – rubrique « Entre nous ».

www.sanitaire-social.com

Sur ce site, vous pouvez rechercher les *structures sanitaires et
sociales de votre département,* par thème (comme les aides au
maintien à domicile) : il vous donnera les adresses correspondan-
tes aux pôles d'information, aux instances de décision et aux
établissements de soins ou d'hébergement, ou aux structures
spécialisées. Ex : les établissements médicalisés pour personnes
dépendantes. *L'espace tout public* est à l'adresse suivante :
www.sanitaire-social.com/rech_part_001.php

www.irsn.fr

Site de l'Institut de radioprotection et de sûreté nucléaire
(IRSN), qui est compétent notamment pour les irradiations de
radiothérapie. On peut s'informer sur l'*actualité* (par exemple, sur
le cas d'irradiation excessive des malades à l'hôpital d'Épinal, en
octobre 2006) et poser des questions (contact@irsn.fr). On y trouve
aussi, par l'entrée « Contact », un *glossaire* des principaux termes et
sigles utilisés dans le domaine.

www.annuaire-aas.com

Site de l'*Annuaire* des Associations de santé en France : par ce
site, vous pouvez accéder aux *489 réponses et adresses sur le thème
du cancer* et à l'arborescence d'informations à partir du mot « Cancer » (http://www.annuaire-aas.com/mot_clef/index.asp?code=&mc

=cancer). Vous y trouverez les coordonnées de toutes, ou presque, les associations « verticales », spécialisées dans une maladie particulière, même rare. Ce n'est pas la source unique d'information sur les associations de santé, mais c'est probablement la plus large parmi les sources grand public et l'une des plus conviviales.

www.aidadomicil.com

Un des sites de référence pour les *aides et soins à domicile associatifs : plus de 5 000 services* recensés, avec les tarifs des associations. Ex : AMSD, 7, rue Oudinot – 75007 Paris. Tél. : 01 43 06 22 60.

www.zoomcancer.fr

Un des sites « non officiels » (d'initiative privée) dédiés au cancer, où l'on peut trouver des informations sur quelques cancers sélectionnés (sein, poumon, colon, etc.).

www.doctissimo.fr

Un des sites privés d'informations générales et vulgarisées sur la santé et la médecine. Le contenu est très abordable pour *tout public bien portant de tout niveau culturel*, mais ce n'est pas d'un site « généraliste et tous publics » qu'il faut attendre les informations médicales précises, approfondies, scientifiquement sourcées et validées, que peut exiger la situation de personne malade.

S'informer sur les droits

www.convention-belorgey-informations.fr/

Un site à consulter régulièrement (une nouvelle convention doit prendre effet en 2007), au plus tard après la maladie : le site de la Convention Belorgey et des *droits liés à cette convention*. Il s'agit essentiellement des droits du citoyen qui a été atteint d'une maladie à pronostic vital (c'est-à-dire avec un risque de décès significatif en termes de probabilité, pour un assureur ou un banquier) de contracter un emprunt, un prêt, une assurance-vie, etc.

On trouve sur ce site, non seulement les indications nécessaires sur le contenu et le fonctionnement de la Convention, mais aussi :

- Le site spécialisé dans l'information sur l'*assurance* des personnes à risque santé : rubrique *les clés de l'assurance* (www.acarat.fr).

- Le site spécialisé dans l'information sur la *banque* face aux personnes à risque santé : rubrique *les clés de la banque* (www.lesclesdelabanque.com).

- Le site spécialisé dans l'information sur le risque santé face à un projet *immobilier* : rubrique *les clés de l'immobilier* (www.uncim.com/).

- Les documents d'information téléchargeables (Santé et Prêts immobiliers, Habitez-mieux, Recours erreur médicale).

- Une liste des *associations de malades* par ordre alphabétique.

- Les coordonnées de la section médiation, etc.

www.ile-de-france.sante.gouv.fr www.sante.gouv.fr

Le site de la Direction régionale des Affaires sanitaires et sociales (DRASS) vous apporte des informations pratiques sur les aspects sociaux de la vie quotidienne et, bien sûr, les *droits d'accès*, les *démarches* et les *interlocuteurs* s'agissant des *aides et des informations sociales adaptées*. Il suffit de mettre le nom de région (sans les accents) devant « sante.gouv.fr ». On peut aussi accéder aux *sites de toutes les DRASS* par www.sante.gouv.fr (cliquez dans la rubrique « Sites régionaux », dans la colonne de gauche). Les sites des DDASS, Directions départementales de la région sont donnés par les DRASS.

www.iledefrance.fr/

Le site de la région (ici l'Île-de-France) est utile à visiter pour s'informer notamment sur les actions en cours en faveur des personnes dépendantes, des malades, etc., *les droits aux aides spécifiques à votre région* quand elles existent, et aux *aides sociales qui sont attribuées et payées par la région* (le Conseil régional) comme l'Aide personnalisée à l'autonomie (APA) pour les personnes reconnues dépendantes (par la Cotorep) et âgées de 60 ans et plus.

ATTENTION : http://Ile-de-france.fr/ (avec les traits d'union) est un site privé.

www.cramif.fr

Le site de la Caisse régionale d'assurance-maladie (ici celui de l'Île-de-France) est particulièrement instructif pour connaître *vos droits face au travail* (et à l'interruption de travail pour maladie ou accident) et pour avoir des informations pratiques, locales, concrètes, sur la *recherche d'une assistante sociale*, les *conditions d'accès*, le *montant et les échéances des aides sociales* (pension d'invalidité, etc.). Vous avez un menu « Assurés » sur la page d'accueil, qui est bien pratique et très clair.

Pour connaître l'adresse de la CRAM de votre région (autre que l'Île-de-France), vous pouvez, entre autres possibilités, passer par www.ameli.fr.

ATTENTION : www.cram.fr est un site privé et non celui des caisses régionales de l'assurance-maladie.

www.cnil.fr

Site de la Commission nationale informatique et libertés (CNIL), qui est garante de la défense et du *respect des droits de l'individu dans le domaine des échanges d'informations par voie électronique et numérique.* C'est elle qui, par exemple, définit et surveille les limites de confidentialité à ne pas outrepasser dans les *échanges d'informations médicales*, qui s'agisse du Dossier communiquant en cancérologie (DCC), du Dossier médical personnel (DMP) ou de *tout dossier médical circulant* en ville ou au sein des établissements et des structures de soins (ex : structures d'HAD, centres de soins, hôpitaux, cliniques, etc.).

Dans la rubrique « Santé » (colonne de gauche, www.cnil.fr/index.php?id=1053), la CNIL répond aux questions que l'on peut se poser sur les *droits du patient face au dossier médical* tenu par les médecins, au DMP, aux 21 Registres du cancer de l'Hexagone (comment informer des données statistiques les patients), aux fiches thématiques santé des professionnels, etc. Vous pouvez aussi contacter la CNIL, comme tout citoyen, pour obtenir des informations complémentaires.

www.handroit.com

Un des sites de référence pour faire le point sur les *droits aux aides, équipements et services aux personnes souffrant d'un handicap* : association loi 1901 créée en 1982, fondatrice du Salon Handitec et cofondatrice, il y a une dizaine d'années, du Salon Autonomic. Deux sites sont associés : www.handitec.com et handacces.com.

www.handica.com

Un des sites de référence pour faire le point sur les *droits aux aides, équipements et services aux personnes handicapées ou dépendantes*. L'actualité est suivie attentivement et, comme certains autres, le site vous offre tous les détails des aides accessibles face à la dépendance sévère.

www.agevillage.com

Un des sites français les mieux documentés sur les *droits des personnes dépendantes*, âgées et/ou handicapées, leur *hébergement spécialisé ou leur maintien à domicile* : d'une part, il traque l'actualité sur ces sujets, d'autre part, il produit des articles et dossiers synthétiques instructifs. On peut notamment y trouver toutes les aides au maintien à domicile.

www.droit.org

Site du *droit français* : il regroupe l'ensemble des données utiles en matière juridique. Dans les questions les plus fréquentes, on peut accéder au *droit de la santé* (*cf.* ci-après), à l'*actualité juridique* sur les sites des pouvoirs publics (*cf.* ci-après).

http://sos-net.eu.org/medical/princip.htm

Site dédié au *droit de la santé*, en lien avec le site du droit français. On peut y accéder aux aspects juridiques de la « personne de confiance », du « dossier médical », etc., en tenant compte du fait que le site ne prend en compte que ce qui figure dans la loi, et non ce qui est en cours de modification (par exemple, la loi ne définit pas – encore – le droit du patient au masquage de certaines informations figurant dans son Dossier médical personnel, alors que les partenaires du GIP-DMP, parmi lesquels figurent les associations d'usagers, ont admis en 2006 cette liberté du malade vis-à-vis du médecin).

http://admi.net/cawa/

Ce site, en lien avec le site du droit français, répertorie l'*actualité juridique et administrative* par grands thèmes : en cliquant sur « Santé », dans le catalogue thématique de la Sélection de l'actualité, on accède aux actualisations les plus récentes sur les différents sites des services publics dédiés directement ou indirectement à la santé (sites des DRASS, des ministères, etc.).

www.laportedudroit.com/htm/breves_lpdd.htm

Site complémentaire (privé) qui peut être utile, car il est relativement complet, pour lire l'*actualité juridique* (voir « Droit médical » ou « Droit social », etc., dans la colonne de droite).

www.conseil-national.medecin.fr

Le site du Conseil national de l'ordre des médecins (CNOM) peut vous guider sur les *instances de conciliation indépendantes* (CRCI) et les *chambres disciplinaires de 1ʳᵉ instance* : il faut savoir que, depuis les lois du 9 et du 13 août 2004 relatives respectivement à la Santé publique et à l'assurance-maladie, et l'ordonnance du 26 août 2005 fixant les compétences des Conseils régionaux de l'ordre, *ce n'est plus un médecin mais un magistrat* nommé par le Conseil d'État qui préside les instances ordinales disciplinaires (où siègent des médecins, comme il se doit), notamment chargées des litiges malades-médecins.

http://www.infonosocomiale.com

Site d'information et de développement de la *médiation sur les infections nosocomiales* (infections contractées spécifiquement pendant le séjour à l'hôpital). Vous pouvez y poser des questions, ainsi que par le numéro de téléphone Azur dédié aux infections nosocomiales : 0 810 455 455 ou par e-mail (idmin@has-sante.fr).

http://www.oniam.fr/

Site de l'Office national d'indemnisation des accidents médicaux, des affections iatrogènes et des infections nosocomiales (ONIAM), sur lequel on peut télécharger notamment le *formulaire de demande* à adresser à la Commission régionale de conciliation et d'indemnisation (CRCI, voir ci-après) et un Référentiel indicatif d'indemnisation. On peut également prendre connaissance de la jurisprudence dans ce domaine.

http://www.commissions-crci.fr/

Site des 23 Commissions régionales de conciliation et d'indemnisation des accidents médicaux, des affections iatrogènes et des infections nosocomiales (CRCI). Vous y trouverez les informations nécessaires pour vous *guider si vous pensez devoir entrer en litige* avec un professionnel de santé et/ou un établissement de santé : une démarche de conciliation est toujours la meilleure solution d'emblée, quoi que l'on puisse décider ensuite.

www.espaceretraite.tm.fr/ www.retraite.gouv.fr www.cnav.fr

Le premier est le site du Groupement d'intérêt public (GIP) Info Retraite, le second, le site du gouvernement, sur les *droits liés à la retraite*. Une mine d'informations pour les personnes approchant l'âge de la retraite, à compléter par le site www.cnav.fr de la Caisse nationale d'assurance-vieillesse.

www.legifrance.gouv.fr

Ce site est la *référence majeure* pour tous les *textes législatifs et réglementaires*, en projet (propositions et projets de loi, etc.) votés ou promulgués (lois, ordonnances, décrets, etc.). Il comprend également un accès thématique et donne accès à un *très grand nombre d'informations et de sites annexes* en rapport avec le droit (sites publics et privés). Pour l'anecdote, nul n'étant censé ignorer la loi, il nous donne froid dans le dos en affichant, par exemple, la progression mensuelle, en volume, des textes du Code de la Sécurité sociale (+ 5 à 6 millions de signes par mois !) ou de tous les autres codes existants...

www.assemblee-nationale.fr

Chacun sait que le site de l'Assemblée nationale contient les *textes législatifs* votés ou en cours de discussion (en séance plénière ou en commission). Mais on sait moins que l'on peut *écrire personnellement* à son député, au président de l'Assemblée nationale, au parlement des enfants, etc. (http://www.assemblee-nationale.fr/ecrire.asp), afin de leur faire part d'un problème d'intérêt collectif ou personnel : la qualité de la prise en charge des malades en est un. À noter que ce site est aussi « vocal » : une voix lit la page-écran, pour les personnes malvoyantes notamment.

www.sante.gouv.fr

Portail d'information du ministère chargé de la Santé. Sur ce site, vous pouvez télécharger la nouvelle *Charte du patient hospitalisé* (version 2006) ou vous informer sur les *actions du ministère* dans le domaine de la santé et des soins (mesures politiques récentes, information des patients, *droits des malades*, responsabilités des professionnels...) ou rechercher des *textes législatifs et réglementaires* (ils sont tous sur www.legifrance.gouv.fr, mais, ici, un premier tri thématique – santé – est fait), soit par les sujets d'actualité exposés (les priorités d'action du ministère et l'actualité de la santé publique), soit par le mot clé que vous écrivez dans la case « Rechercher ».

www.social.gouv.fr

Portail d'information du ministère chargé des Affaires sociales et de la Solidarité. On y trouve notamment des indications sur les *droits sociaux et les aides aux personnes dépendantes* (comme l'Aide personnalisée à l'autonomie [APA] délivrée par les Conseils généraux aux personnes dépendantes âgées de plus de 60 ans qui en font la demande et qui répondent aux critères fixés) et les *prin-*

cipales autres aides sociales (en lien avec d'autres sites selon la région où vous habitez).

www.handicap.gouv.fr

Portail d'information du ministère chargé des Personnes handicapées. On y trouve notamment des informations sur les *antennes départementales dédiées à l'information et aux aides aux handicapés* (SVA ou Maisons départementales des personnes handicapées [MDPH]).

S'informer
sur le système de santé

http://www.parhtage.sante.fr

Site des Agences régionales de l'hospitalisation (ARH) ou Agences régionales de santé (ARS). Dans chaque région, c'est l'ARH (ou l'ARS) qui décide des budgets, des tarifs, des équipements, des regroupements et des capacités à exercer des établissements de santé, publics et privés. Les différents régimes d'assurance-maladie sont représentés au sein de la Commission exécutive (Comex) de l'ARH. Sur ce site, on peut donc glaner des informations intéressantes sur les projets en cours de l'État, de la région et de l'assurance-maladie selon les pathologies, la typologie des populations et les professionnels de santé locaux.

On y trouve, par exemple, les *comptes rendus d'accréditation* (qualité minimale exigée) des établissements de la région (à rechercher aussi, au niveau national, sur le site de l'Agence nationale d'accréditation et d'évaluation en santé-ANAES, aujourd'hui intégrée à la Haute Autorité de santé (HAS) (www.anaes.fr).

www.sante.fr

Le site des *agences ministérielles* qui dépendent du ministère de la Santé et qui peuvent vous apporter des informations expertes ou pratiques sur la *qualité des soins en cancérologie* : les annuaires et adresses utiles des associations de santé, des centres de lutte contre le cancer, des centres de lutte contre la douleur, etc. (Cliquer sur : « Annuaire et adresses utiles de correspondants sanitaires », sur la page d'accueil.)

▪ ACOSS : Agence centrale des organismes de Sécurité sociale, 67, boulevard Richard-Lenoir – 75011 Paris, Tél. : 01 49 23 30 00, Fax : 01 49 23 32 55.

▪ CNAF : Caisse nationale des allocations familiales, 23, rue Daviel – 75013 Paris, Tél. : 01 45 65 52 52, Fax : 01 45 65 53 65.

▪ CNAMTS : Caisse nationale d'assurance-maladie des travailleurs salariés, 50, avenue du Professeur-André-Lemierre – 75020 Paris, Tél. : 01 72 60 10 00.

▪ CNAVTS : Caisse nationale d'assurance-vieillesse des travailleurs salariés, 110, rue de Flandre – 75019 Paris, Tél. : 01 40 05 51 10, Fax : 01 40 05 51 99.

▪ CSSTM : Centre de sécurité sociale des travailleurs migrants, 11, rue Tour-des-Dames – 75009 Paris, Tél. : 01 45 26 33 41, Fax : 01 49 95 06 50.

▪ FSV : Fonds de solidarité vieillesse, 57, avenue Marceau – 75016 Paris, Tél. : 01 53 23 08 10, Fax : 01 53 23 08 28.

▪ SSAE : Service social d'aide aux émigrants, 72, rue Régnault – 75640 Paris cedex 13, Tél. : 01 40 77 94 00, Fax : 01 45 84 43 00.

www.sante.fr/liens-sites/index_sit.htm

Portail d'information sur les *agences sanitaires* qui sont sous la tutelle du ministère de la Santé (AFSSAA, AFSSAPS, etc.). Une façon rapide de chercher des informations, notamment sur les médicaments à travers le site de l'Agence française de sécurité sanitaire des produits de santé (AFSSAPS). Les adresses des sites cités ci sont :

▪ www.afssa.fr : le site officiel sur la sécurité des aliments.

▪ www.afssaps.sante.fr : le site officiel sur la sécurité des *médicaments* et des *dispositifs médicaux.* On peut y trouver notamment la *liste des essais cliniques menés en France* (liste en principe exhaustive, sauf exception pour raison d'ordre éthique).

■ www.invs.sante.fr : le site de l'Institut national de veille sanitaire (INVS), chargé notamment depuis quelques années de *superviser la gestion des données* des 21 *Registres du cancer* en France, jusque-là assumée, avec plus ou moins de rigueur, par les Centres anticancéreux – dont c'est l'une des missions de santé publique.

■ www.has.sante.fr : le site de la Haute Autorité de santé (HAS), chargée de fixer et d'évaluer les *critères de qualité des soins* et de contrôler l'application de ses directives par les structures et les acteurs de soins (on peut lui demander, par exemple, les critères de *qualité de l'information délivrée par le médecin au malade*).

■ www.agence-biomedecine.fr : site officiel sur l'évaluation et le contrôle de la *qualité des activités thérapeutiques et biologiques*, des greffes, et chargé de la promotion des *dons d'organes*.

■ www.afsse.fr : le site officiel sur la sécurité sanitaire liée à l'*environnement*.

■ www.efs.sante.fr : le site de l'Établissement français du sang (EFS), chargé de veiller au recueil des *dons du sang* et d'assurer la satisfaction des soins en produits sanguins labiles (PSL).

■ www.irsn.org : le site officiel sur la sécurité sanitaire liée au *nucléaire* et à la *radioprotection* (y compris en radiothérapie).

■ www.inpes.sante.fr : le site de l'Institut national de prévention et d'éducation pour la santé (INPES), chargé des *campagnes de communication et de prévention* sur des risques sanitaires majeurs (tabac, alcool, sida, hépatites, etc.) et du développement de l'éducation sanitaire ainsi que de l'éducation thérapeutique en France. On peut trouver sur ce site divers documents d'information simple à télécharger.

Lexique médical

Quelques termes médicaux[1] que l'on peut avoir à entendre lorsqu'on est malade d'un cancer.

Ablation

Action d'enlever du corps un organe, une portion d'organe ou du matériel implanté.

Accès veineux

Voie d'accès à une veine de bon calibre, permettant des traitements répétés tels que la chimiothérapie ou l'alimentation par voie veineuse, sans avoir à piquer chaque fois dans une veine du bras. On l'appelle aussi *site implantable*.

ACE (antigène carcino-embryonnaire)

Cette molécule est un marqueur présent dans le sang. Des dosages successifs permettent de suivre l'évolution de certains cancers.

Adénocarcinome

Tumeur maligne constituée de cellules glandulaires cancéreuses.

---

1. Ce lexique est volontairement simplifié. Pour de plus amples informations scientifiques, on peut utilement se reporter aux lexiques figurant sur les sites du CHU de Rouen (www.chu-rouen.fr) ou de la Fédération nationale des centres de lutte contre le cancer (www.fnclcc.fr), qui sont probablement les plus complets en France, ou encore les sites de la Ligue nationale contre le cancer (www.ligue-cancer.asso.fr) ou de l'Institut Curie (http ://www.curie.net/home/cancers/motscles.cfm/lang/_fr.htm), qui sont à la fois scientifiquement fiables et faciles à comprendre (ce qui est loin d'être le cas de la plupart des autres sites vulgarisés).

Adénofibrome

Tumeur bénigne constituée d'un mélange de cellules glandulaires et de cellules de soutien de l'organe considéré.

Adénome

Tumeur bénigne (non cancéreuse) constituée de cellules glandulaires.

Adénopathie

Affection des ganglions lymphatiques qui augmentent de volume et deviennent palpables. La cause est bénigne ou maligne.

Adjuvant

Traitement administré en complément du traitement locorégional (chirurgie ou radiothérapie) d'une tumeur, afin de renforcer son efficacité et d'augmenter les chances de guérison.

ADN, acide désoxyribonucléique

Molécule contenant l'information génétique et présente dans chaque cellule composant notre corps.

Alimentation parentérale

Alimentation administrée par voie veineuse, quand le patient ne peut plus s'alimenter par voie orale.

Alopécie

Chute temporaire des cheveux et/ou des poils, provoquée par certains traitements. Elle est toujours réversible à l'arrêt des traitements.

Ambulatoire

Traitement et/ou examen effectués en hospitalisation de jour, en cabinet médical, en centre de santé ou à domicile, évitant au patient d'avoir à dormir à l'hôpital.

Analgésique ou Antalgique

Substance ou médicament destiné à supprimer la douleur.

Anatomopathologiste

Médecin spécialisé dans l'étude des modifications structurales macroscopiques et microscopiques anormales d'organes ou de tissus prélevés lors d'une intervention chirurgicale ou d'une autopsie, dans un but de diagnostic, de recherche médicale ou d'enquête policière.

Androgène

Hormone stéroïde mâle qui favorise le développement des caractères sexuels mâles.

Anémie

Diminution de l'hémoglobine, avec, le plus souvent, diminution concomitante des globules rouges. Elle entraîne une fatigue et, parfois, un essoufflement.

Anticorps

Protéine produite par certains globules blancs pour lutter contre les antigènes, reconnus comme substances étrangères à l'organisme.

Antiémétique

Substance ou médicament destiné à prévenir ou à arrêter les nausées et vomissements.

Antiœstrogène

Molécule chimique capable de bloquer l'action des œstrogènes, hormones stéroïdes principalement associées à la reproduction chez les femmes.

Antigène

Substance étrangère dont la présence induit dans l'organisme la formation d'anticorps susceptibles de la neutraliser.

Antimitotique

Substance ou médicament destiné à empêcher la multiplication des cellules, utilisé dans la chimiothérapie du cancer.

Aplasie

Diminution momentanée du taux de fabrication par la moelle osseuse des cellules sanguines (globules rouges, globules blancs et plaquettes), d'origine thérapeutique (chimiothérapie ou radiothérapie) ou pathologique.

Autopalpation des seins

Conseils pour la réaliser correctement :
- Entre les rendez-vous chez le gynécologue, il est bon que les femmes se surveillent régulièrement les seins.
- Cet examen doit se faire dans les jours qui suivent les règles. Il faut d'abord s'observer debout et nue devant une glace en recherchant des asymétries, des rougeurs ou des rétractions de la peau.
- Après s'être allongée, il faut palper toutes les parties du sein avec la pulpe de trois doigts du milieu en faisant tourner la main tout autour du sein.
- Si une boule est perçue, notamment chez les femmes jeunes, il n'y a pas lieu de s'alerter immédiatement, elle disparaîtra probablement après les prochaines règles. En cas de persistance, le gynécologue doit être consulté.

Bénigne

Désigne une tumeur non cancéreuse.

Biopsie

Prélèvement d'un fragment de tissu ou d'organe, en vue d'un examen histologique, microbiologique ou immunologique, afin d'établir un diagnostic et d'analyser ses caractéristiques de bénignité ou de malignité.
- Biopsie échoguidée : technique chirurgicale permettant le repérage de la zone à prélever, par échographie.
- Biopsie stéréotaxique : technique permettant le repérage dans les 3 dimensions de la zone à prélever, par imagerie médicale.

CA 15.3

Cette molécule est un marqueur présent dans le sang et utilisé essentiellement dans le suivi du cancer du sein. On peut parfois noter une élévation de sa présence également dans les situations bénignes.

Cancer

Tumeur maligne. On désigne ainsi couramment une tumeur maligne solide caractérisée par la prolifération de cellules anormales.

Cancer du poumon « non à petites cellules »

C'est l'un des types de cancer du poumon les plus fréquents. Le cancer bronchique dit « non à petites cellules » est souvent connoté à une consommation régulière et durable de tabac. La distinction entre les différents types de cancer du poumon est obtenue par analyse anatomopathologique.

Cancérisation

Transformation des cellules normales en cellules anormales qui, en se multipliant rapidement et sans contrôle, envahissent et détruisent progressivement le tissu dont elles sont issues.

Cancérigène ou cancérogène ou carcinogène

Qui peut provoquer un cancer.

Cancérologie

Discipline scientifique et médicale qui étudie et traite le cancer ; ses acteurs médico-scientifiques sont appelés cancérologues.

Carcinome

Tumeur cancéreuse qui affecte les tissus de revêtement tels que la peau, les muqueuses (intestinales, pulmonaires) et la glande mammaire. On les appelle aussi *épithéliomas*.

Carcinome *in situ*

Cancer non invasif, c'est-à-dire qu'il ne concerne que les cellules du foyer initial et ne s'étend pas aux tissus avoisinants. Il s'agit d'une lésion que l'on peut considérer comme précancéreuse.

Cathéter

Tube long, mince et souple qui, introduit dans une grosse veine, permet des perfusions et peut être laissé plusieurs mois durant (cathéter tunellisé).

Centrage ou repérage

Méthode utilisée en radiothérapie, destinée à repérer les organes à traiter.

Chimiothérapie

Thérapeutique utilisant des produits chimiques afin de guérir une maladie ou d'enrayer sa progression, notamment pour le traitement des maladies infectieuses et des cancers.

Chirurgie conservatrice

Acte chirurgical limité par lequel on enlève la tumeur sans ôter l'organe malade.

Chirurgie réparatrice

Opération destinée à corriger ou à rétablir une forme ou une fonction proche de la normale après ablation d'une tumeur ou d'un organe. On l'appelle aussi chirurgie de reconstruction.

Colorectal

Qualificatif du cancer du côlon et du rectum. À la fin 2006, la moitié des départements français (50 % selon le ministre de la Santé) devait être entrée dans la campagne nationale de dépistage du cancer du côlon.

Colposcopie

Examen du col de l'utérus par endoscopie adaptée.

Crénothérapie

Ce terme couvre toutes les utilisations, interne et externe, d'une eau minérale en son lieu d'émergence, à des fins thérapeutiques.

Curage ganglionnaire

Acte chirurgical qui consiste à enlever les ganglions lymphatiques d'une région malade ou suspecte.

Curiethérapie

Forme de radiothérapie qui consiste à placer temporairement des petites sources radioactives au contact des zones à traiter. La curiethérapie nécessite une hospitalisation.

Cytokines

Substances produites par les cellules du système immunitaire. Elles sont l'équivalent d'hormones immunitaires. Parmi les cytokines, se trouvent les interleukines et les interférons utilisés en immunothérapie.

Cytologie

Examen microscopique de cellules prélevées par simple ponction ou frottis afin de porter un diagnostic. À distinguer de l'*histologie* qui étudie l'ensemble du tissu et nécessite qu'un morceau d'organe soit prélevé.

Cytoponction

Ponction d'une tumeur à l'aide d'une aiguille fine, afin d'en analyser les cellules au microscope.

Dépistage

Recherche d'une maladie encore non déclarée, à l'aide de méthodes simples : par exemple la mammographie pour le dépistage du cancer du sein.

Desquamation

Chute de la partie superficielle de l'épiderme.

Diurèse

Terme employé pour désigner la quantité d'urine émise.

Dosimétriste

Personne qui participe à la planification de la radiothérapie et au calcul de la dose de rayonnement (dosimétrie) nécessaire au traitement.

Drainage lymphatique

Drainages manuels et/ou mécaniques, effectués pour améliorer une circulation lymphatique déficiente ou absente, après curage ganglionnaire.

Échographie

Technique qui permet d'obtenir des images des organes en leur envoyant un faisceau d'ultrasons qu'ils renvoient comme un écho. Elle est totalement indolore et ne provoque aucune irradiation. Elle peut donc être répétée sans aucun risque.

Endoscopie

Examen d'une cavité interne du corps (poumon, estomac, utérus...) avec un appareil optique muni d'un dispositif d'éclairage.

Épiderme

Couche superficielle de la peau.

Érythème

Réaction inflammatoire superficielle de la peau, qui se manifeste par une rougeur.

Érytrocytes

Globules rouges.

Étiologie

Causes d'une maladie.

Examen extemporané

Étude immédiate par un médecin anatomopathologiste des tissus prélevés au cours même d'une intervention chirurgicale.

Exérèse

Ablation chirurgicale d'une partie ou de la totalité d'un organe malade, d'une tumeur ou d'un corps étranger.

Facteurs de croissance

Molécule susceptible d'augmenter ou d'accélérer la croissance de cellules, en particulier des globules blancs.

Fibrome

Tumeur non cancéreuse formée de cellules responsables de la formation des fibres, les fibroblastes.

Fibroscope ou endoscope

Appareil flexible constitué de fibres de verre conduisant la lumière. Il permet la vision à l'intérieur des cavités naturelles. L'acte réalisé à l'aide de cet appareil s'appelle *fibroscopie* ou *endoscopie.*

Ganglion

Structure cellulaire située le long des trajets des vaisseaux et des nerfs et jouant le rôle de filtre vis-à-vis de certaines agressions infectieuses ou tumorales.

Gérontologie

Étude scientifique du vieillissement sous ses divers aspects : morphologique, physiologique, pathologique, psychologique, social, etc. À ne pas confondre avec la *gériatrie* qui s'intéresse plus particulièrement aux maladies de la vieillesse.

Gliome

Terme générique désignant les différents types de tumeurs, bénignes et malignes, du cerveau et de la moelle.

Globules blancs ou leucocytes

Nés dans la moelle osseuse, les leucocytes circulent dans le sang et la lymphe à l'âge adulte. Il existe plusieurs sous-groupes de leucocytes : les polynucléaires, les éosinophiles, les lymphocytes, les monocytes. Ils ont des rôles différents dans la défense de l'organisme contre les infections et les agressions par des éléments étrangers. La baisse de leur nombre s'appelle *leucopénie*.

Globules rouges ou hématies

Nés dans la moelle osseuse, les hématies, qui ont la forme d'une lentille à l'état adulte, circulent dans le sang. Grâce à l'*hémoglobine* qu'ils contiennent, les globules rouges transportent l'oxygène dans tout le corps. La baisse de leur nombre s'appelle *anémie*.

Gray

Unité de mesure utilisée en radiothérapie pour définir la dose de rayonnement délivrée aux organes traités.

Histologie

Science qui étudie, par examen microscopique, la formation, l'évolution et la composition des tissus des êtres vivants (peau, muscles, foie...). Cet examen nécessite le prélèvement d'un morceau d'organe. À distinguer de la *cytologie* qui ne nécessite qu'un frottis ou une simple ponction.

Hormones

Substances chimiques produites par les glandes dans l'organisme. Elles peuvent avoir des effets néfastes ou, à l'inverse, des effets favorables, selon les cancers.

Hormonothérapie

Traitement à base d'hormones ou d'analogues d'hormones. Il peut tendre à renforcer l'action des hormones naturelles dans l'organisme ou à s'y opposer.

Hypophyse

Glande endocrine logée sous la face inférieure du cerveau et comprenant deux lobes, antérieur et postérieur, qui sont reliés directement à l'hypothalamus par l'intermédiaire de la tige pituitaire.

Immunologie

Science médicale qui étudie les réactions de défense de l'organisme lorsqu'il est mis en présence d'éléments étrangers, que ceux-ci soient d'origine extérieure comme le pollen ou les microbes, ou qu'ils soient d'origine intérieure comme les cellules cancéreuses.

Interféron

Protéines naturelles produites par diverses cellules en réponse à une infection virale. Ces protéines ont une certaine efficacité dans le traitement de certains cancers.

Interleukines

Substances sécrétées par certains globules blancs, capables d'agir sur d'autres cellules et de les activer ou de les inhiber. Véritables hormones immunologiques, ces substances sont très nombreuses et sont désignées par des numéros. Certaines sont utilisées en cancérologie.

IRM

Imagerie par résonance magnétique, qui permet d'obtenir des images en coupe du corps humain, par l'utilisation d'un rayonnement magnétique nucléaire non dangereux pour l'organisme. Les molécules du corps vont absorber ou émettre des radiations électromagnétiques après application de champs magnétiques, permettant une visualisation « dynamique » des organes. En novembre 2006, on comptait 363 appareils d'IRM en France.

Kyste

Tumeur bénigne développée aux dépens d'un tissu ou d'un organe habituellement rempli de liquide ou d'une substance plus ou moins fluide.

Laser

Appareil permettant de traiter avec précision, et d'une manière non traumatique, les lésions visibles, soit directement (col utérin), soit grâce aux appareils optiques (larynx, œsophage, œil).

Leucémie

Maladie cancéreuse des cellules du sang qui prive l'organisme de ses moyens de défense.

Leucémie aiguë

La leucémie est dite « aiguë » lorsque, si on ne la traite pas très vite, elle est de mauvais pronostic à court terme (quelques semaines). Cette maladie est définie par une prolifération d'un précurseur des cellules sanguines dans la moelle, qui se traduit par le remplacement des cellules sanguines normales dans la moelle osseuse par des cellules cancéreuses.

Leucopénie

Diminution du nombre de globules contenus dans le sang. Elle entraîne une certaine fragilité aux infections.

Leucocytes

Cellules sanguines, appelées aussi *globules blancs*, qui contiennent un noyau et ont pour fonction de défendre l'organisme contre l'infection.

Lymphatique (système)

Ensemble des vaisseaux et des ganglions, où circule la lymphe, chargée d'évacuer tous les déchets de l'organisme.

Lymphocytes

Globules blancs qui peuplent la moelle osseuse, le sang, les ganglions, la rate, le thymus et d'autres organes. Il existe deux grands types de lymphocytes, appelés *lymphocytes B* et *lymphocytes T*, dont le rôle principal est de défendre l'organisme face aux agressions étrangères.

Lymphœdème

Augmentation du volume d'un membre par accumulation d'eau et de protéines, du fait de l'atteinte du système lymphatique.

Lymphome

Affection maligne du système lymphatique, qui touche, le plus souvent, les ganglions. Certains lymphomes sont malins, d'autres bénins.

Lymphome de Burkitt

Le lymphome de Burkitt est une tumeur du système lymphatique d'aspect très caractéristique. Il représente plus de la moitié des lymphomes de l'enfant.

Mammectomie ou mastectomie

Ablation complète du sein.

Mammographie

Radiographie des seins, le plus souvent à l'aide d'un appareil spécifique appelé *mammographe*.

Marqueurs

Substances sécrétées par des cellules tumorales, le plus souvent dosées dans le sang et pouvant être le reflet de l'évolution de la maladie. Cependant, la plupart du temps, ils ne sont pas parfaitement spécifiques et peuvent s'élever en l'absence de rechute ou rester bas en présence d'un cancer évolué.

Mastopathie

Toute affection de la glande mammaire. Terme utilisé le plus souvent à propos des pathologies bénignes du sein.

Médiastin

Région médiane du thorax, située entre les régions pulmonaires, le sternum et le rachis dorsal, contenant le cœur et les gros vaisseaux, la trachée et les bronches extra-pulmonaires, l'œsophage, de nombreux lymphatiques et le thymus ou ses reliquats.

Mélanome

Tumeur cancéreuse développée à partir de cellules pigmentées de la peau ou de la rétine, caractérisée par sa couleur brune et noire généralement due à l'existence de mélanine.

Métastases

Groupe de cellules cancéreuses ayant migré, par voie sanguine ou lymphatique, à distance d'une tumeur primitive. *Métastatique* : qui est relatif aux métastases.

Microcalcifications

Dépôts microscopiques de calcium, dont la forme, le nombre et la répartition sur une mammographie peuvent, dans certaines conditions, aider au diagnostic précoce du cancer du sein.

Mucite

Inflammation des muqueuses, d'origine variée.

Nécrose

Dégénérescence aboutissant à la destruction d'une cellule ou d'un tissu.

Néoadjuvant

Traitement effectué avant un geste local chirurgical ou radiothérapeutique.

Néoplasie

Formation d'une tumeur.

Neuroblastome

Tumeur maligne du ganglion sympathique et plus particulièrement de la médullosurrénale chez le nourrisson et l'enfant.

Nodule

Petite masse anormale, plus ou moins arrondie, pouvant former un renflement en forme de nœud.

Numération formule sanguine (NFS)

Examen sanguin analysant le nombre et la qualité des globules blancs (ou leucocytes), des globules rouges (ou hématies) et des plaquettes sanguines.

Œdème

Infiltration de sérosité dans les tissus, en particulier dans les tissus sous-cutanés et sous-muqueux. Il entraîne un gonflement de la région.

Œstrogène

Hormone femelle ou ses équivalents synthétiques sécrétés par les ovaires et, au cours de la grossesse, par le placenta. Les œstrogènes peuvent, dans certains cas, favoriser l'évolution du cancer du sein.

Oncogériatrie

Les cancers de la personne âgée créent des situations spécifiques, plus en raison de l'âge de la personne (importance des maladies associées) que du cancer lui-même. Les services d'oncogériâtrie sont donc des services permettant la prise en charge spécifique des personnes âgées de plus de 80 ans.

Oncologie

Science qui étudie et qui traite les cancers et les tumeurs bénignes.

Oncopédiatrie

Services d'oncologie spécifiquement dédiés à la prise en charge des enfants atteints de cancer.

Opioïde

Substance qui ressemble à l'opium, dont les propriétés et les effets physiologiques sont semblables à ceux de la morphine.

Ostéosarcome

Tumeur maligne du tissu osseux.

Pelvis

Partie du bassin osseux féminin.

Pétéchies

Petites taches rouges disséminées sur le corps, qui peuvent traduire une baisse du nombre des plaquettes sanguines. Elles doivent toujours être signalées au médecin.

Plaquettes ou thrombocytes

Éléments du sang, issus de la moelle osseuse. Ils jouent un rôle prépondérant dans la coagulation sanguine. Les plaquettes se présentent sous forme de bâtonnets. Lorsque leur nombre baisse, on parle de *thrombopénie.* Si cette baisse est importante, elle peut entraîner des hémorragies.

Polynucléaires

Sous-groupe de globules blancs jouant un rôle important dans la défense contre les infections, principalement les *polynucléaires neutrophiles.* Lorsque leur nombre baisse, on parle de *neutropénie.*

Polype

Tumeur bénigne ou excroissance pédonculée qui se développe le plus souvent dans une cavité à revêtement muqueux (nez, pharynx, colon, utérus).

Ponction

Geste effectué à l'aide d'un instrument (aiguille ou trocard), permettant de retirer, à des fins diagnostiques ou thérapeutiques, une quantité de tissu ou de liquide.

Progestatif

Hormone femelle utilisée comme médicament antitumoral dans certaines pathologies.

Protocole de soins

Ensemble des soins médicaux scientifiquement validés et adaptés au cas de chaque patient.

Proton

Particule élémentaire stable de charge électrique positive.

Psycho-oncologie

La psycho-oncologie est une discipline récente, que les progrès de la cancérologie, transformant le cancer en maladie chronique (augmentation du taux de guérison, de la durée des rémissions...), ont rendue nécessaire. Cette discipline permet de prendre en compte les répercussions émotionnelles liées à la situation de maladie et au caractère éprouvant des thérapeutiques. Elle implique des psychologues ou psychiatres habitués à la spécificité et aux contraintes des soins en cancérologie.

Purpura

Association de pétéchies et/ou d'hématomes ou d'ecchymoses pouvant traduire une baisse du nombre de plaquettes.

Radiorésistant

Pas ou peu sensible au traitement par radiothérapie.

Radiothérapie

Emploi de rayonnements ionisants (rayons X…) à des fins thérapeutiques. On est en mesure aujourd'hui de cibler précisément les zones à irradier et les niveaux d'irradiation en profondeur dans le corps.

Rayon

Onde produite par des appareils capables d'envoyer sur la tumeur des éléments actifs mais invisibles et qui suivent un trajet globalement rectiligne comme la lumière (d'où le mot rayon).

Récepteurs hormonaux

Molécules à la surface des cellules, sur lesquelles se fixent les hormones et par l'intermédiaire desquelles une hormone peut agir sur un tissu. Leur dosage permet d'adapter certains traitements.

Recherche génomique

Recherche scientifique sur le génome. Elle regroupe les recherches sur l'établissement de la cartographie du génome, la découverte de nouveaux gènes et leur analyse.

Rémission

Absence de tout signe d'évolution de la maladie. Au bout d'un certain délai, variable selon le type de cancer, la rémission devient « guérison ». En Europe, il est souvent considéré par les actuaires d'assurance (ceux qui évaluent le risque) que l'on ne peut commencer à parler de « guérison » avant au moins 10 ans de rémission complète.

Résection

Acte chirurgical consistant à enlever une partie limitée d'un organe.

Sarcome

Tumeur maligne développée aux dépens des cellules non glandulaires (muscles, graisse, os, ganglions).

Scanner ou tomodensitométrie

Examen radiologique sans danger (non invasif) visualisant l'organe (ou le corps entier) en coupes détaillées. En novembre 2006, on comptait 738 scanners en France. Voir aussi TEP (ci-après).

Scintigraphie

Image obtenue par fixation d'un produit traceur injecté par voie intraveineuse et qui reste visible peu de temps.

Stade

Classification des tumeurs (stade I, stade II, stade III...) selon leur taille et leur extension locale et à distance (métastases). Ce classement permet d'adapter le choix thérapeutique.

Tamoxifène

Médicament utilisé pour traiter certains cancers du sein.

Télémédecine

C'est l'ensemble des moyens de transmission à distance, d'information nécessaire à la pratique médicale : transmission de données médicales à visée diagnostique ou thérapeutique relatives à un patient pour son bénéfice individuel, dans les cas d'isolement du médecin qui a la charge du patient, qu'il s'agisse, par exemple, d'isolement géographique ou d'isolement dû aux conditions d'exercice médical. La télémédecine est appelée à devenir, un jour, une pratique courante avec le développement de la numérisation des échanges d'informations (Dossier médical personnel, DMP ; Dossier communicant en cancérologie, DCC ; etc.) des Réseaux de cancérologie, notamment pour la chirurgie guidée à distance et les données de l'imagerie (coupes d'anatomopathologie, radiologie…), et par les téléconférences de concertation pluridisciplinaire.

TEP (Tomographie par émission de positons)

Technique d'imagerie médicale consistant à l'injection d'un marqueur radioactif émetteur de positons, permettant la visualisation de l'organe avec un appareil radiographique spécifique (aussi appelé *Pet-Scan*). Il y a encore peu de TEP en France (54 « fonctionnels » en novembre 2006), bien que le Plan cancer travaille à rattraper le retard du pays dans ce domaine.
Le délai d'attente moyen était de 22 jours à la fin 2006.

Test de prédisposition génétique

Analyse des chromosomes pour la recherche de mutations spécifiques d'un cancer, permettant d'identifier une prédisposition à ce cancer.

Thrombopénie

Diminution du taux de plaquettes sanguines avec, parfois, risque d'hémorragies.

Traitement systémique

Traitement visant à atteindre les cellules dispersées dans tout l'organisme.

Tumeur

Développement pathologique d'un tissu. Il peut être constitué soit de cellules normales qui ne s'étendent jamais aux tissus voisins (tumeur bénigne), soit de cellules anormales pouvant envahir les tissus ou l'organisme par métastases (tumeur maligne).

Tumeur primitive

Tumeur initiale qui produit des cellules cancéreuses.

Tumorectomie

Ablation chirurgicale d'une tumeur, sans exérèse (sans extraction) des tissus voisins.

Tumorothèques

« Bibliothèques des tumeurs », où sont conservés, dans le froid (cryopréservation), des échantillons tumoraux et de tissus sains à des fins d'application clinique et de recherche.

Lexique organisationnel

Quelques termes « non médicaux » que l'on peut avoir à entendre lorsqu'on est malade d'un cancer.

Accès aux soins

Toute personne malade doit avoir accès aux soins les plus adaptés (le cas échéant, aux soins les plus complexes), quel que soit son lieu de vie en France. Les Réseaux de cancérologie et les Centres de coordination en cancérologie mettent en relation permanente les différents hôpitaux et cliniques qui traitent le cancer avec les médecins de ville (y compris les médecins généralistes) et les établissements les plus spécialisés. Si l'on ne vous a pas encore parlé de Réseau de cancérologie ou de Centre de coordination en cancérologie, renseignez-vous auprès de votre médecin référent (et de votre médecin traitant s'il connaît la cancérologie).

Accompagnement

L'accompagnement des patients et des aidants (l'entourage, etc.) est désormais pris au sérieux et organisé depuis quelques années. Cela va du *conseil social* (par une assistante sociale de l'hôpital, par exemple) au *soutien psychologique* de l'entourage (et des soignants) et la réinsertion sociale (voir Réinsertion), en passant par l'aide psychologique au patient, systématiquement proposée dans le cadre du Plan cancer lors de l'annonce du diagnostic et dans le cours des traitements.

ATTENTION : si l'on ne vous parle pas d'accompagnement ni de soutien psychologique, faites-le savoir et interrogez votre médecin référent sur les possibilités qui vous sont offertes d'être aidé(e) au plan moral, psychologique et social (aides à domicile, soins des enfants à domicile en votre absence, etc.).

Accréditation

C'est une démarche d'évaluation de la *qualité des procédures* (de soins, d'équipements, d'information du patient, etc.), au sein des établissements de santé, publics et privés, de France. L'accréditation requiert un *niveau minimal de qualité* des soins : elle est attribuée par l'ANAES « sans réserve » ou avec certaines réserves en demandant à l'établissement concerné de corriger les insuffisances constatées dans un délai de 1 à 3 ans. Au 31 décembre 2006, *tous les établissements de santé de France* (au nombre de 4 000 environ) devaient être entrés dans une démarche d'évaluation externe (par une équipe de professionnels étrangère à l'établissement) visant à l'accréditation. On peut savoir si tel établissement est accrédité et sous quelles réserves éventuelles en s'adressant aux Agences régionales de l'hospitalisation (ARH, voir site des ARH ci-dessus) ou au site de l'ANAES (www.anaes.fr). Les *médecins libéraux* sont, eux aussi, invités à une évaluation périodique de leurs compétences, dans le cadre d'une procédure pilotée au niveau régional (par les Unions régionales de médecins libéraux [URML]).

Désormais, après les lois du 9 et du 14 août 2004 relatives à la Santé publique et à l'assurance-maladie, le terme d'*accréditation* s'adressera aux praticiens (médecins et autres professionnels de santé) et à l'évaluation de leurs compétences personnelles, tandis que l'on parlera de *certification* pour les établissements et les services de soins, mais cela ne change rien à l'objectif : améliorer le niveau général de la qualité des soins en France, qui est déjà reconnu comme très élevé, relativement à la plupart des autres pays, par l'Organisation mondiale de la santé (OMS).

AFSSAPS

Agence française de sécurité sanitaire des produits de santé : c'est l'agence ministerielle qui fixe les critères sanitaires et médico-économiques des produits de santé (médicaments et dispositifs de santé).

AGGIR (grille)

La grille AGGIR (Autonomie gérontologique – Groupes iso-ressources) est l'*outil légal et opposable d'évaluation de la dépendance*, aux termes de la loi 97-60 du 24 janvier 1997 et du décret 97-427 du 28 avril 1997. Cette grille permet d'évaluer l'autonomie et de regrouper les malades en *six groupes iso-ressources,* c'est-à-dire de même niveau. Selon des gérontologues, il conviendrait de réviser le modèle AGGIR actuel, à la lumière du développement du *maintien à domicile* : le besoin de surveillance à domicile, par exemple, n'est pas pris en compte.

Aides sociales

Pour les personnes atteintes de maladies qui peuvent *empêcher de travailler, rendre dépendant ou invalide,* des aides diverses existent, sous forme d'allocations financières ou de prestations gratuites, qui correspondent à la fois à votre âge, à votre situation familiale (enfants ou conjoint à charge, etc.), à votre degré de dépendance et à votre niveau de ressources financières : renseignez-vous auprès de votre mairie (CCAS), de votre CPAM, de votre CRAM, du département (Conseil général) et de la région (Conseil régional).

Pour les personnes les plus *démunies,* 51 sortes d'aides et de droits sont dénombrées (dont l'Aide médicale d'État [AME], le RMI, etc.) par le *Code rouge,* ouvrage paru en octobre 2006 (Dalloz), à l'initiative de la Fondation Emmaüs. Sur le site d'Emmaüs (www.emmaus-france.org/), vous pouvez avoir accès à un grand nombre d'autres sites sociaux et médicaux (MSF, etc.) dédiés à l'aide aux plus démunis.

ALD

Affection de longue durée, exonérante du ticket modérateur ; il en existe 30 répertoriées par l'assurance-maladie, dont les cancers. N° 30 : « Tumeur maligne, affection maligne du tissu lymphatique ou hématopoïétique. » Il existe également des pathologies lourdes dites « ADL hors listes » et des polypathologies invalidantes prises en charge à 100 %.

ATTENTION : depuis le 1er septembre 2006, une participation forfaitaire de 18 euros est demandée au patient pour les actes dont le tarif est inférieur ou égal à 91 euros (voir www.ameli.fr/229/DOC/1498/article.html).

ANAES

L'Agence nationale d'accréditation et d'évaluation en santé (ANAES) est intégrée à la Haute Autorité de santé (HAS). Elle a pour mission de favoriser et de conduire les démarches d'évaluation (des pratiques à travers les protocoles) et d'accréditation (des établissements de santé, appréhendés globalement mais avec une liberté d'analyses détaillées). En outre, l'ANAES est chargée de *valider les protocoles et méthodologies appliqués aux soins* en France. Elle dispose d'un *réseau de correspondants dans les régions* (médecins généralistes et spécialistes) et recrute chaque année des *visiteurs-experts candidats* pour procéder (hors de leur champ propre de compétence ou d'activité), au nom de l'ANAES, à la démarche d'évaluation de la qualité au sein des établissements de santé (www.anaes.fr).

APA

Allocation personnalisée d'autonomie, accessible sous conditions, depuis le 1er janvier 2002, aux personnes âgées de 60 ans et plus. Attribuée et financée par le département (Conseil général), l'APA remplace la *prestation spécifique dépendance* (PSD) ; elle est accessible à beaucoup plus de gens que ne l'était la PSD. L'APA peut prévoir une participation financière du bénéficiaire à certaines aides. L'APA bénéficie près de 950 000 personnes en 2006.

ARH

Les Agences régionales de l'hospitalisation (ARH) sont la *principale instance de décision* pour tout ce qui concerne les *dépenses et l'organisation de soins* dans la région, y compris l'hospitalisation à domicile, par exemple. L'assurance-maladie est représentée à 50 % (en face de l'État) au sein de la Commission exécutive (Comex) des ARH.

Certaines ARH sont accessibles aux demandes d'information des médecins voire des personnes malades, ne serait-ce que par courriel (e-mail). Renseignements sur www.parhtage.sante.fr.

Assistants sociaux

Les assistantes sociales ou assistants sociaux peuvent *apparte-nir à des structures, institutions ou organisations* diverses : hôpital, commune, département, assurance-maladie, fondation… Il ne faut pas hésiter à faire appel, le cas échéant, aux assistantes sociales de la CRAM, qui peuvent épauler l'assistante sociale de l'établissement ou de la commune. Le partage des dossiers entre assistantes sociales est, en général, très facile.

Associations

La loi du 4 mars 2002 a fixé un certain nombre de règles à respecter pour les associations dites représentatives de patients ou d'usagers du système de santé. Il existe une grande disparité d'organisation et de moyens entre certaines associations de patients, de taille microscopique, limitée géographiquement à quelques départements ou représentant telle maladie rare, et des associations plus « généralistes » comme l'Union nationale des associations familiales (UNAF) – qui englobe la maladie dans le champ de ses compétences – ou la Ligue nationale contre le cancer.

Conseil : mieux vaut toujours savoir qui est qui, qui fait quoi et qui finance qui, y compris dans le domaine associatif.

- Les *renseignements pratiques* que l'on vous donne peuvent ne pas être tous exempts de projets de vente de services à but lucratif, ce qui n'est pas un défaut en soi car vous pouvez avoir vraiment besoin de ces services, mais il faut alors, si c'est vous seul qui payez, agir en client.

- À l'inverse, des *associations peuvent être sponsorisées* (avoir un sponsor qui les aide financièrement) sans pour autant être affidées à des intérêts commerciaux, et peuvent donc vous offrir des informations « libres de vente ».

- Par ailleurs, certains sites internet d'entreprises à finalité « socio-humanitaire » peuvent être pris pour des associations, comme http://www.handy-services.com, dans l'univers du handicap.

Assurance invalidité

L'Assurance invalidité compense la perte de salaire d'un assuré dès lors que son incapacité de travailler est liée à une maladie.

Assurance-maladie

Assurance-maladie

La Sécurité sociale a été créée en 1946, à l'initiative des syndicats ouvriers avec des idéaux d'égalité (de droits), d'autogestion et de solidarité entre tous les travailleurs. En fait, elle est aujourd'hui encore inégalitaire en maintenant en son sein des régimes spéciaux et particuliers qui conservent leurs avantages d'antan et qui, pour autant, ne survivent (à l'exception notamment d'EDF) qu'avec le soutien financier des salariés du secteur privé du régime général (grâce à ce qu'on appelle pudiquement le *système de compensation*).

La Sécurité sociale comprend plusieurs branches et plusieurs régimes :

- La branche Assurance-maladie avec un régime général, celui des salariés du secteur privé (les principaux payeurs du système), des régimes particuliers et des régimes spéciaux.
- La branche Accidents du travail qui est toujours bénéficiaire puisque les cotisations sont ajustées aux dépenses.
- La branche Allocations familiales avec un régime unique.
- La branche Allocations vieillesse (avec plus de 350 régimes de retraite complémentaire).

En 1978, le bénéfice de l'assurance-maladie a été étendu à l'ensemble de la population (99,4 %), tandis que le taux de remboursement moyen suivait, lui, une pente descendante, pour atteindre à peine 70 % aujourd'hui.

Le site principal à consulter est celui du régime général, aujourd'hui placé sous l'autorité de l'Union nationale des caisses d'assurance-maladie (inter-régimes) : www.ameli.fr.

Auxiliaire de vie sociale (AVS)

Le métier d'auxiliaire de vie sociale (AVS) fait, depuis 2002, l'objet d'une formation de la DRASS (9 à 36 mois) sanctionnée par un diplôme d'État (DEAVS). La tendance est à la professionnalisation des aides à domicile, aides ménagères, etc. (depuis la loi Borloo 2006 sur les Services à la personne).

L'AVS a une fonction « passagère » : elle répond à l'urgence des besoins de la vie quotidienne (achats, repas, linge, etc.), diagnostique la situation et prend les mesures nécessaires pour répondre efficacement aux besoins de la personne dépendante (orientation vers les acteurs compétents, saisie du Service de soins infirmiers à domicile [SSIAD], etc.), du fait de sa connaissance des rouages sociaux et médico-sociaux.

Ayant droit

On appelle « ayant droit » une personne qui bénéficie de la couverture sociale maladie du fait de ses liens (familiaux ou conjugaux, PACS inclus) avec un assuré social cotisant ou ayant cotisé depuis moins d'un an.

Belorgey (Convention)

La Convention Belorgey (du nom d'un ancien ministre, initiateur de la démarche dans les années 1980) a pour but de *réduire la pénalisation des malades et anciens malades* face aux banquiers et aux assureurs (voir sites internet). La Convention signée le 6 juillet 2006 prend effet le 6 janvier 2007.

Caisses d'assurance-maladie

Les caisses primaires d'assurance-maladie assurent le paiement des dépenses d'assurance-maladie des assurés sociaux, qu'ils soient du *régime général* (salariés), du *régime agricole*, du *régime des indépendants* ou de *régimes particuliers ou spéciaux*. Depuis 2005, au niveau national comme au niveau régional, l'Union nationale des Caisses d'assurance-maladie (UNCAM) et les Unions régionales des Caisses d'assurance-maladie (URCAM) regroupent les caisses des différents régimes (CNAMTS-CRAM-CPAM, CANAM, MSA), afin de simplifier le système, pour la gestion mais aussi pour les assurés sociaux.

La Caisse régionale d'assurance-maladie (CRAM) est à même de vous informer (prévention, éducation, etc.) et de vous aider dans vos *démarches d'aides sociales*. Elle emploie des assistantes sociales qui sont, depuis quelques années, formées progressivement à la prise en charge des personnes atteintes d'une pathologie lourde comme le cancer.

La Caisse primaire d'assurance-maladie (CPAM) est l'organisme *payeur des dépenses de soins*. C'est à elle qu'il faut s'adresser pour faire déclarer par le médecin une ALD comme le cancer, solliciter une aide à domicile, solliciter des services (qui se traduiraient, par exemple, en termes de dérogation tarifaire pour le médecin et en termes de soins complémentaires de proximité pour vous), obtenir un accord préalable pour un équipement partiellement remboursable, etc.

ATTENTION : d'une CPAM à l'autre, vous pouvez être sujet à des modalités de remboursement différentes, concernant notamment certains actes qui accompagnent les traitements, mais n'en font pas nécessairement partie (par exemple, les soins « hors-protocole »). Concernant tous les assurés sociaux, il faut savoir aussi, par exemple, que certaines caisses seraient tolérantes sur le fait de présenter, de temps à autre, l'ordonnance d'un autre médecin que le médecin traitant, par exemple lorsque celui-ci travaille dans le même cabinet de groupe, alors que d'autres CPAM, malgré la loi d'août 2004 qui exonère l'assuré de sa fidélité au médecin traitant lorsque celui-ci est malade ou en vacances, seraient intransigeantes.

Cancer Info Service

Depuis février 2004, un numéro Azur est ouvert à tous, malades et proches de malades, grâce au concours financier du Plan cancer qui a chargé la Ligue nationale contre le cancer d'en assurer l'installation, l'actualisation du contenu (en lien avec l'Institut national du cancer) et la maintenance : 0 810 810 821 (coût d'un appel local).

Cancéropôles

Sept Cancéropôles interrégionaux ont été créés en 2003-2004. Leurs aires géographiques sont sur le site www.e-cancer.fr. Ils ont pour vocation de collecter les programmes de recherche en cours, de les rendre cohérents entre eux et de faire en sorte que la personne malade bénéficie le plus rapidement possible, à travers les essais cliniques, des *progrès de la recherche* (que l'on appelle *recherche translationnelle* pour marquer le pont réalisé entre les chercheurs et le lit du malade).

Les Cancéropôles identifient toutes les équipes de recherche de leur interrégion, décerne un « label » aux recherches qui leur semblent devoir être prioritaires pour les financements de l'Institut national du cancer (INCa), coordonnent l'ensemble des travaux au niveau interrégional et constituent des « grandes tumorothèques pour la recherche génomique » (c'est-à-dire sur le génome humain) inclus dans les *pôles régionaux de cancérologie*. Le budget 2007 de la recherche en cancérologie est en hausse de 25 % par rapport à 2006 (PLFSS).

Certains Cancéropôles, comme celui d'Île-de-France, se penchent également sur l'*environnement psychosocial* de la maladie et l'*information médecin-malade.*

CCAS, CCIAS

Le Centre communal (ou intercommunal) d'action sociale est souvent situé dans les locaux de la mairie : c'est votre *référent social* par excellence, avec l'assistante sociale de l'établissement de soins ou de votre quartier. Le CCAS doit pouvoir débrouiller tous les problèmes d'ordre social que vous pouvez rencontrer.

Cent pour cent

La maladie cancer est reconnue, dans la liste des 30 Affections longue durée (ALD), comme ALD n° 30. À ce titre, elle bénéficie de la *prise en charge* à *100 %, dans les limites convenues dans le texte du protocole de soins* que vous signez avec votre médecin et le médecin-conseil de la CPAM.

Afin de faciliter l'accès aux soins à tous les assurés, précise l'assurance-maladie, « les gestes techniques coûteux sont intégralement pris en charge ; c'est ainsi que la plupart des séjours hospitaliers en milieu chirurgical sont pris en charge à 100 %. Pour la même raison, les *médicaments reconnus comme irremplaçables ou particulièrement coûteux*, traitant des affections graves ou invalidantes (telles que les cancers) sont pris en charge intégralement, sur la base des tarifs de remboursements de l'assurance-maladie. Les dépassements d'honoraires sont toujours à la charge du patient ou de sa protection sociale complémentaire ». (www.ameli.fr).

Il peut être utile de vous renseigner auprès de votre CPAM ou de l'assistante sociale de la CRAM, sur les modalités accordées par votre CPAM dans le cadre de votre ALD et de votre situation sociale, avant de signer le formulaire d'accès aux 100 % et au protocole de soins.

Centres de coordination

Le Centre de coordination en cancérologie (CCC) est l'« instance ressources », le QG de votre parcours de soins, à travers la documentation personnelle qu'il recueille sur vous et qu'il centralise. Il vous informe sur les acteurs professionnels en jeu, les étapes suivantes de la prise en charge, les personnes ressources, les relais sociaux, psychologiques et médico-sociaux qui peuvent répondre à vos besoins en fonction de votre situation personnelle.

Le Centre de coordination en cancérologie peut être situé dans un établissement de santé (par exemple, un centre de lutte contre le cancer, une *fédération de cancérologie* au sein d'un CHU ou au sein d'un centre hospitalier régional [CHR] ou général [CHG]), soit intégré au secrétariat d'un Réseau territorial ou régional de cancérologie.

Charte du patient

Il existe plusieurs chartes : en entrant dans un réseau de santé, vous pouvez avoir à approuver une *Charte du réseau* ; en entrant dans des essais cliniques, on vous donne connaissance, lorsqu'elle existe là où vous êtes soigné(e), de la *Charte du comité des patients*, etc.

Depuis juillet 2006, la *Charte du patient hospitalisé* a été actualisée à la lumière des réformes de l'assurance-maladie et de la santé publique (lois de 2004, d'application progressive jusqu'à aujourd'hui et au-delà). Cette charte 2006 prend des libertés avec la loi du 4 mars 2002 lorsqu'elle prévoit notamment la possibilité pour l'entourage du patient d'être informé de la situation du malade par l'équipe soignante, tandis que, dans le même temps, le Dossier médical personnel (DMP) informatisé, en cours de tests, est censé permettre au patient de choisir librement les informations qu'il désire rendre lisibles aux médecins.

CISS

Créé en 1997, le Collectif interassociatif sur la santé (CISS) regroupe 18 associations nationales représentant les usagers et consommateurs de différents domaines (de l'UFC-Que Choisir à la Ligue nationale contre le cancer, en passant par l'UNAF, etc.).

Le CISS a joué un rôle important aux États généraux de la santé organisés en 1999-2000 par Bernard Kouchner et dans la préparation de la loi du 4 mars 2002 sur les droits des malades. Le CISS a publié, en 1999, un *Guide du représentant des usagers des établissements publics de santé*.

CLIC

Les Comités locaux d'information et de coordination (CLIC) sont très nombreux (600 environ) : ils ont pour mission d'informer, voire de prendre en charge, les démarches des personnes âgées de 60 ans et plus, afin de leur éviter des déplacements inutiles auprès de plusieurs organismes. Ce sont des « *guichets uniques* » *d'information de la personne sexagénaire ou plus*, qu'elle soit malade ou bien portante. De nombreux CLIC sont installés au sein de la DDASS. Se renseigner auprès de la CCAS, de la DDASS ou de la mairie. Pour accéder à la cartographie des CLIC selon les DRASS, aller à l'adresse internet suivante : http://www.social.gouv.fr/htm/dossiers/clic/index.htm.

Conciliation

En cas de conflit, de litige, la personne malade a accès à une Commission de conciliation régionale et, au sein des établissements de santé, à une « Commission des relations avec les usagers et de la qualité de la prise en charge » : il ne faut pas hésiter à prendre contact avec ces instances, d'abord au niveau local, ensuite au niveau régional si le dialogue local est impossible, pour régler un litige mais aussi, avant tout blocage, pour expliquer son cas et demander un changement d'organisation ou de comportement. Les associations représentées au conseil d'administration de l'établissement ont aujourd'hui ce rôle de collecteur des demandes des malades et de « messager » auprès des médecins et de la direction.

Consultations et Dispositif d'annonce

L'annonce du diagnostic fait désormais l'objet d'un Dispositif d'annonce au service de la personne malade, qui comprend notamment une ou des *consultations spécialement consacrées à ce travail d'acceptation du diagnostic* et de participation personnelle au traitement qui va suivre. Elle peut avoir lieu *en une fois ou en plusieurs fois*, afin d'aider la personne malade à mieux comprendre ce qui lui arrive et à y faire face. Ce dispositif est réinstallé lors d'une rechute.

En 2006, le Dispositf d'annonce (DA) était effectif dans 58 établissements pilotes. En 2008, il doit être une *réalité pour les quelque 300 000 malades* entrant chaque année dans la maladie cancer et dans 1 400 établissements publics et privés.

Le Dispositif d'annonce comprend 4 temps forts :

- un *temps médical* consacré à l'annonce (entre trente-cinq et soixante minutes actuellement) puis à la stratégie thérapeutique,
- un *temps d'accompagnement*, qui peut être assuré par une infirmière coordinatrice,
- un *temps d'accès aux soins de support* (psychologue, assistante sociale, kiné, etc.),
- un *temps de coordination et de maintien du lien* avec le médecin traitant.

Consultations douleur

Depuis 2005, tous les départements sont censés offrir des « consultations de prise en charge pluridisciplinaire de la douleur ». En novembre 2006, il existait 191 structures (Centres antidouleur).

- Le ministère (www.sante.gouv.fr) offre une *cartographie des Réseaux antidouleur*, en France, avec leurs coordonnées. Depuis 2004, la Fédération nationale des CLCC publie un *Guide de recommandations pour la prise en charge de la douleur*, permettant aux soignants de dispenser la même qualité de prise en charge sur tout le territoire.
- Le Centre national de ressources, pour la prise en charge de la douleur, est l'hôpital Trousseau, à Paris (voir site internet www.aphp.fr).

Continuité, Coordination (des soins)

Comme l'information des assurés sociaux et des malades, comme l'évaluation des pratiques et des compétences, la coordination et la continuité des soins figurent dans les *obligations actuelles du professionnel de santé* envers la personne malade.

Cette exigence, affirmée par la loi du 4 mars 2003, est confirmée par la loi du 13 août 2004 sur l'assurance-maladie.

Concrètement, cela veut dire que les personnes malades doivent bénéficier :

– d'un Réseau de cancérologie ou d'un Centre de coordination en cancérologie (CCC), où interviennent tous les professionnels nécessaires, et d'un médecin référent,

– d'une *concertation pluridisciplinaire* sur son dossier, où interviennent divers experts, chaque fois que la maladie est complexe et grave,

– d'un *dossier médical partagé* entre l'hôpital et la ville, ce que la Sécurité sociale appelle le Dossier médical personnel (DMP) de chaque malade et qui doit être mis en place, si les expérimentations se passent bien et si les professionnels de santé coopèrent, en juillet 2007.

Coordination nationale des réseaux

La Coordination nationale des réseaux (CNR) est une fédération de réseaux (de cancérologie mais aussi d'autres pathologies, ou sur d'autres thèmes sociaux comme la précarité, etc.) qui compte dix antennes régionales et qui s'est donné pour *objectif*, notamment, de promouvoir les pratiques coopératives entre professionnels de la santé et du social, de favoriser la communication entre les réseaux et d'*encourager les personnes malades à être acteurs de leur santé* (www.cnr.asso.fr).

Cotorep

La Commission technique d'orientation et de reclassement professionnel (Cotorep) est l'organisme qui, dans chaque département :

– reconnaît une incapacité professionnelle ou une invalidité et en définit le taux,

– *procède au reclassement professionnel* après une période d'incapacité en prenant en compte une incapacité permanente ou en tenant compte du taux d'invalidité.

Depuis décembre 2003, les deux commissions internes de la Cotorep examinent *ensemble* les dossiers qui lui sont soumis, évitant ainsi aux personnes malades et/ou handicapées un vaet-vient entre les deux sous-instances. (http://vosdroits.service-public.fr/particuliers/N12.html).

Comités de protection des personnes : ils sont chargés d'analyser et, le cas échéant, d'amender les protocoles de recherche clinique. Leur avis est consultatif, mais parfois très écouté. Par exemple : www.cpp.sudmed2.fr.

On appelle Dossier communicant en cancérologie (DCC), le dossier médical qui vous concerne en tant que patient, mais qui est réservé aux professionnels de santé pendant le temps de votre prise en charge (examens, traitements, suivi). Le DCC est un « dossier circulant » électronique qui sert aux échanges entre les spécialistes appelés à vous soigner.

Il a pour *vocation principale d'accélérer les procédures et de réduire les attentes entre les différentes étapes* de votre prise en charge (entre le diagnostic et le début du premier traitement, par exemple), en facilitant la coordination de tous les médecins et soignants. Le contenu de ce DCC sera ensuite résumé et basculé, lorsque tous les traitements seront finis, dans votre Dossier médical personnel (DMP) informatisé, auquel vous accédez par internet.

On appelle Dossier médical personnel (DMP*)*, au sens de la loi du 13 août 2004 relative à l'assurance-maladie, le dossier médical qui vous concerne en tant que patient, *que vous créez volontairement, seul* en allant sur internet à une adresse que l'on vous indiquera à partir de juillet 2007 (sauf si vous participez déjà à une expérimentation du DMP), ou *avec l'aide de votre médecin traitant, et qui n'appartient qu'à vous.*

Autrement dit, *personne ne peut y entrer sans votre autorisation* (par votre carte Vitale ou votre n° INSEE et votre mot de passe) et vous pouvez en modifier le contenu à volonté, y compris en masquant des informations sans le dire à ceux qui le liront avec vous ! Cette dernière clause de « libre masquage » pourrait évoluer avec le temps, car elle pose un vrai problème de confiance et de responsabilité partagée, dans la relation malade-médecin. En outre, l'assurance-maladie – comme les pouvoirs publics – entend bien faire du DMP un *outil de liaison entre la ville et l'hôpital, entre vous et votre CPAM*, vous et votre biologiste, un jour vous et votre pharmacien, etc., quitte à vous inciter par des moyens financiers (meilleur remboursement, par exemple, comme c'est le cas pour le médecin traitant) à pouvoir toujours rendre accessible votre DMP à un médecin ou un établissement de santé.

DP

Dossier pharmaceutique : c'est le dossier électronique que sont en train de mettre en place, en 2007, les pharmaciens d'officine entre eux, pour suivre le « profil pharmaceutique » de leurs clients-patients. Le DP est appelé à être le « volet médicaments » du DMP.

DSS, DGS, DHOS

Le ministère de la Santé compte plusieurs directions, dont les organigrammes sont accessibles par internet, mais pas régulièrement mis à jour. Parmi les principales directions ministérielles, on peut signaler :

– La Direction de la Sécurité sociale (DSS) : cette direction ministérielle est celle qui fait face à l'assurance-maladie pour la gestion des dépenses du système de soins assumées par la collectivité et le financement d'actions de santé publique, d'organisation en réseaux (depuis 1970), etc.

– La Direction générale de la santé (DGS) : cette direction au ministère de la Santé supervise les agences ministérielles telles que l'Institut national de veille sanitaire (InVS), l'Agence française de sécurité sanitaire et de l'alimentation (AFSSA), etc., et organise les actions de santé publique (prévention et lutte contre le sida, la toxicomanie, l'alcoolisme, le tabagisme, etc.).

– La Direction de l'hospitalisation et de l'organisation des soins (DHOS) : dénomination, depuis 2000, de l'ancienne Direction des hôpitaux, dont le changement marque la volonté du gouvernement de regrouper au sein d'une même direction *la gestion hospitalière et l'organisation régionalisée* du système de santé (voir ARH-ARS), dans le respect des priorités régionales de santé publique (PRSP) et des directives des schémas régionaux d'organisation sanitaire et sociale (voir SROS).

Certains organigrammes, disponibles sur internet (http:// www.sante.gouv.fr/ministere/organig/tutelle/ index_social.htm), sont plus actualisés (comme la DSS) que d'autres (comme la DHOS).

ERI

Les Espaces de rencontre et d'information (ERI) ont été créés depuis 1999 dans des *centres spécialisés en cancérologie* (l'IGR à Villejuif a été pionnier) et dans des Centres hospitaliers généraux (CHG) pour toutes les pathologies, afin de *faciliter, sur place, l'information des malades, des proches, des soignants* et parfois même des jeunes médecins. L'ERI est situé au sein de l'établissement et il est animé par une personne (formée à la psychologie ou à la sociologie, le plus souvent) qui est présente toute la journée. Cette formule fait école dans le monde hospitalier. Pour connaître les coordonnées des ERI, aller sur internet à : www.ligue-cancer.asso.fr ou www.igr.fr (ou contacter le 01 42 11 42 11).

FAQSV

Le Fonds d'assurance qualité des soins de ville (FAQSV) existe depuis 2000. Les subventions du FAQSV aident les médecins en réseaux, notamment pour la constitution de leurs bases de données communes (fichiers patients, etc.), sous le regard attentif des Unions professionnelles régionales de médecins libéraux (UPML ou URML). Les crédits du FAQSV (environ 100 millions d'euros par an) sont gérés, au niveau national, par la Caisse nationale d'assurance-maladie des travailleurs salariés (CNAMTS) et, au niveau régional, par les Unions régionales d'assurance-maladie (URCAM).

Filières de soins

Le parcours thérapeutique de chaque patient comprend différentes étapes, traverse différentes structures et fait appel à différents acteurs spécialisés : l'*enchaînement chronologique* (dans un ordre décidé par le médecin référent) et éventuellement la *hiérarchie des différents soins* représentent ce qu'on appelle une *filière de soins*. Un réseau de soins peut faire appel à plusieurs filières de soins.

GHM

Les Groupes homogènes de malades (GHM), utilisés dans le cadre de l'informatisation des données médicales à l'hôpital (programme de médicalisation des systèmes d'information-PMSI), pour la *prise en charge des patients hospitalisés*, sont un moyen simple d'avoir des « ensembles de moyens et, partant, de coûts » que l'on veut homogènes parce que connotés à des pathologies communes : ils aident à déterminer des ensembles de personnes nécessitant une même *mobilisation de ressources pour faire face à la maladie*. Il existe plus d'une dizaine de GHM en cancérologie.

GHS

Les Groupes homogènes de soins (GHS) sont, en quelque sorte, l'unité comptable des GHM : ils servent d'unités de compte dans la nouvelle tarification en vigueur dans l'hospitalisation publique et privée, pour les *activités de médecine, de chirurgie et d'obstétrique* (MCO), dénommée Tarification à l'activité (T2A).
Afin de faire bénéficier les patients des avancées thérapeutiques le plus vite possible, malgré leurs coûts élevés, les traitements de chimiothérapie en cancérologie peuvent être comptabilisés « hors-GHS ». Un exemple récent de cette volonté de mettre les avancées thérapeutiques à la disposition des patients a été donné, en janvier 2006, par l'Institut national du cancer (INCa), qui a recommandé, sur l'avis de son conseil scientifique, d'élargir l'accessibilité des patientes atteintes de cancer du sein à l'Herceptine®.

GIR

Un peu comme pour les Groupes homogènes de malades (GHM), les Groupes iso-ressources (GIR) déterminent un ensemble de personnes nécessitant une même mobilisation de ressources pour faire face à la dépendance. Les GIR sont établis à partir des items de la grille AGGIR. Ils nécessitent l'utilisation d'un logiciel de classement en GIR (tel que le logiciel *Galaad* de la CNAMTS).

HAD

L'Hospitalisation à domicile tend à se développer en France. Les patients atteints d'un cancer occupent 57 % des lits d'HAD (2006). Tous les départements n'ont pas encore de structures d'HAD, il faut vous renseigner auprès des associations ou de la mairie de votre commune ou en allant sur le site de la Fédération nationale des établissements d'HAD (www.fnehad.asso.fr/accueil.html).

Une structure d'HAD prend en charge la sortie d'hôpital du patient, en accord avec l'établissement. Elle comprend notamment un médecin d'HAD, qui est l'interface du médecin hospitalier et du médecin traitant du patient, et une infirmière générale d'HAD, qui coordonne les soins infirmiers à domicile dispensés soit par une infirmière appartenant à la structure d'HAD, soit (après convention passée) par une infirmière libérale formée spécialement à la chimiothérapie anticancéreuse (formation renouvelable tous les 2 ans, compte tenu des avancées thérapeutiques rapides depuis 10 ans en oncologie médicale).

Haute Autorité de santé

La Haute Autorité de santé (HAS) est le grand observatoire du « risque maladie » et des acteurs participant aux dépenses de l'assurance-maladie : les professionnels et les industries de santé, par exemple, mais aussi les assurés sociaux en général et les personnes malades en particulier. Elle est *garante de la qualité dans tout le domaine de la santé* : vous pouvez donc la saisir (directement ou à travers les représentants des associations en son sein) si vous avez un dysfonctionnement grave à signaler. S'agissant du cancer, vous pouvez aussi alerter, dans ce domaine précis, l'Institut national du cancer (INCa).

La Haute Autorité a pour mission notamment de *contrôler et d'évaluer* tout ce qui s'échange dans le système de santé et qui est remboursable par la Sécurité sociale (les actes, les produits, etc.) ; de produire des *guides de bonnes pratiques* à l'attention des professionnels mais aussi du public et, d'une manière générale, d'alerter les pouvoirs publics et l'assurance-maladie, chaque fois qu'elle le juge nécessaire, sur la recherche dans le domaine de la santé, les médicaments, l'*information médicale* et tout ce qui peut générer des dépenses de santé remboursables par la collectivité.

Hospitalisations

L'hospitalisation peut être *complète* (avec les nuits comprises), *partielle* (hospitalisation de jour) ou *à domicile* (voir HAD).

Les traitements du cancer qui nécessitent une hospitalisation *complète* sont généralement de courte durée. La plupart des chimiothérapies ne nécessitent qu'une hospitalisation *de jour* (une demi-journée ou une journée sans passer la nuit), et certaines d'entre elles peuvent être administrées *à domicile* si les conditions de sécurité sont réunies (formation spécialisée des infirmières à domicile, entourage présent et participatif, conditions de logement et d'aseptie, etc.).

Information (du patient)

En 1997, des arrêts de la Cour de cassation ont créé l'obligation, pour les médecins, d'informer les patients (et de pouvoir en apporter la démonstration le cas échéant) sur les risques encourus avant une intervention chirurgicale ou un traitement médicamenteux. Par la suite, l'Agence nationale d'accréditation et d'évaluation en santé (ANAES) a publié des *Recommandations aux médecins sur l'information des patients*. Aujourd'hui, l'information du patient est entrée dans les mœurs et il n'y a plus guère de médecins qui ne la pratiquent pas directement.

ATTENTION : tout patient a, s'il le souhaite, le *droit de ne pas savoir* quel est son état de santé réel, et il peut aussi *vouloir que son entourage ne le sache pas non plus* (bien que cela puisse poser d'importants problèmes pratiques aux médecins et aux soignants), mais il faut alors qu'il en prévienne clairement son médecin (au besoin en laissant une trace écrite de ce choix peu ordinaire).

MDPH/SVA

Les Sites pour la vie autonome (SVA) sont les « guichets uniques » d'information dédiés aux *personnes atteintes d'un handicap.* Instances départementales (ou territoriale en Corse), ils ont pour mission d'informer les personnes handicapées sur les démarches qui pourraient leur être nécessaires, de constituer pour elles les dossiers le cas échéant, et faire procéder à des aménagements de l'habitat afin d'améliorer la qualité de vie à domicile des personnes handicapées. Se renseigner auprès du Conseil général (département) ou de la DDASS.

Dans certains départements, mais pas tous encore, a été créée une Maison départementale des personnes handicapées (MDPH) qui réunit sur un même lieu : le Site pour la vie autonome (SVA), la Cotorep, pour les dossiers de reconnaissance du handicap et l'accès à l'emploi professionnel (en entreprise et en CAT notamment) et le Comité départemental d'éducation spécialisée (CDES), pour la scolarisation, qui seront réunis dans *une seule et même commission* (voir Cotorep), les équipes médico-sociales départementales de l'APA, les équipes médico-sociales des réseaux de santé, lorsqu'elles existent au niveau départemental, les structures d'hébergement spécialisées pour la prise en charge de la personne handicapée (Foyers d'hébergement [FH], Maisons d'accueil spécialisé [MAS], Foyers logements [FL], etc.), et les Centres d'aide par le travail (CAT) (www.handicap.gouv.fr).

Médecin traitant, référent, consultant...

Plusieurs médecins peuvent prendre soin de vous au cours de votre parcours thérapeutique :

– Le médecin traitant parce qu'il est votre médecin habituel pour les maux de tous les jours, et qu'il vous a peut-être incité à faire dépister votre maladie.

– Le médecin référent en cancérologie parce que c'est lui a présidé au choix de la stratégie thérapeutique vous concernant, lui qui prend l'avis de ses confrères spécialistes dans le cadre d'une Réunion de concertation pluridisciplinaire, lui qui assure et contrôle votre suivi, de traitements en traitements, au moins jusqu'à la fin des soins intensifs.

– Le médecin consultant, parce que c'est celui que vous interrogez, si vous le souhaitez, avant le début des traitements, afin de vous aider à participer au choix thérapeutique (c'est ce qu'on appelle le « 2ᵉ avis »).

– Le médecin coordonnateur, parce que c'est lui qui veille à la bonne marche du Réseau de cancérologie dans lequel vous pouvez être inscrit(e).

– Le médecin oncopsychiatre ou oncopsychologue, parce que c'est celui qui vient à votre aide, si vous le demandez ou si vous acceptez son offre, lorsque vous avez besoin d'un soutien psychologique.

ONIAM

L'Office national d'indemnisation des accidents médicaux (ONIAM) vous délivre sur son site (www.oniam.fr) toute information sur l'*indemnisation des accidents médicaux*, y compris les suites d'infections nosocomiales (contractées à l'hôpital et pas avant).

L'ONIAM « participe [...] à la mise en place des Commissions régionales de conciliation et d'indemnisation et assure la mise à disposition des personnels auprès de ces structures ainsi que leur gestion administrative. Il a pour autre *mission d'indemniser les victimes d'aléa thérapeutique entrant dans le champ de la loi*» et « [...] les victimes de vaccinations obligatoires ».

Observatoires régionaux de la santé (ORS)

Les Observatoires régionaux de la santé (ORS) datent des années 1980. Ils sont chargés de recueillir les *données épidémiologiques régionales* et d'éclairer le gouvernement dans ses décisions de santé publique. Leurs missions sont aujourd'hui plus étendues et leurs avis plus écoutés. Ils participent notamment à la documentation nécessaire aux campagnes d'*éducation à la santé*.

Chaque citoyen peut saisir la Fédération nationale des ORS (FNORS), ou l'ORS de sa région, d'un problème de santé publique (www.fnors.org/).

Parcours personnalisé de soins (PPS)

C'est un document qui regroupe l'ensemble du *parcours d'un patient* en particulier, avec son histoire, ses traitements et son vécu propres : les PPS sont consignés au sein des Pôles régionaux de cancérologie (PRC) et, dans les établissements, au sein des Centres de coordination en cancérologie (CCC ou 3C), qui ont vocation à la fois de documentation pour les professionnels et d'information pour le public ou les malades.

Le moyen le plus pratique de conserver ce document sera le Dossier médical personnel (DMP), qui est informatisé, qui sera accessible sur internet (avec login et mots de passe) à partir de juillet 2007 (en principe) et qui appartiendra uniquement au patient, même si le médecin lui demande de pouvoir le lire avec lui à chaque consultation, examen ou traitement.

Prothèses

Il existe aujourd'hui des prothèses capillaires (perruques), mammaires (gel de silicone…), etc., très bien faites et sans gêne pour la personne qui les porte. Les progrès sont sensibles pour les prothèses mammaires, qui peuvent désormais se faire oublier, adhérer à la peau directement et autoriser des vêtements qui ne neutralisent pas la féminité. La *Sécurité sociale les rembourse partiellement* (environ 70 euros), mais votre mutuelle ou assurance complémentaire peut prendre en charge la différence (qui peut aller de 50 à 350 euros, selon les produits). Il ne faut pas hésiter à essayer une perruque qui vous convient *avant tout traitement*, par précaution, ou à se familiariser avec des prothèses, lors des réunions d'information qui leur sont consacrées, en général indiquées par les *groupes de paroles* et les associations de malades. Plusieurs sites sont à visiter (sachant que certains sont à vocation commerciale), simplement pour se documenter avant d'aller dans une boutique : www.hairdu-temps.com, www.anydavray.fr, www.super-hair.fr, ou www.prothesemammaire.com, www.amoena.fr, www.chu-rouen.fr/ssf/chir/poseprothesemammaire.html, www.arcs.asso.fr/Content/prothese-ideale.htm. Vous pouvez aussi aller vous renseigner personnellement auprès d'associations attentives à l'image de soi, telles que, en région parisienne : www.etincelle.asso.fr (27 *bis*, boulevard Victor-Cresson – 92130 Issy-les-Moulineaux).

En cas d'ablation chirurgicale interne (tube digestif, par exemple), les patients stomisés sont pris en charge à 100 % pour les prothèses et appareillages médicalement nécessaires (poches avec filtres anti-odeur, etc.), les produits auxiliaires concourant au confort du malade (lingettes, pastilles, etc.) restant à la charge de l'assurance complémentaire ou de la mutuelle. Voir le site de la Fédération des stomisés de France : www.fsf.asso.fr.

Protocole de soins (PPS)

Tous les traitements pris en charge à 100 % par la Sécurité sociale (notamment pour les patients victimes d'une des 30 Affections de longue durée [ALD] répertoriées) font l'objet de protocoles de soins cosignés par le médecin prescripteur du traitement et par le médecin-conseil de la CPAM. Depuis la loi d'août 2004 sur l'assurance-maladie, le patient est, lui aussi, appelé à signer le formulaire de demande d'exonération, afin qu'il participe activement à la prise en charge.

ATTENTION : pensez à vérifier (au besoin en vous rendant à la CPAM directement) que, non seulement votre médecin a bien envoyé le formulaire de demande qui vous concerne, mais aussi que le médecin-conseil de la CPAM l'a bien enregistré ! Vous pourriez vous éviter quelques semaines d'allers-retours postaux pour cause de perte malencontreuse.

RCP/Fiche RCP

Les Réunions de concertation pluridisciplinaire (RCP) réunissent différents spécialistes et ont pour but d'échanger sur le *dossier d'un patient dont le cas est complexe*, et dont le traitement n'entre pas dans la liste des SOR spécialistes, etc. Le médecin traitant peut, en principe, participer à la réunion concernant son patient. Ces réunions, qui peuvent se tenir par téléconférences, ont lieu régulièrement (une fois par semaine, par quinzaine ou par mois, selon le cancer concerné, etc.), dans les établissements spécialisés ou dans les Réseaux de cancérologie.

Les RCP donnent lieu à des « fiches RCP » (une par dossier traité), où sont consignées toutes les indications de traitements et de suivi, et elles entrent dans le Dossier communicant en cancérologie (DCC) puis sont copiées dans le Dossier médical personnel (DMP) du patient.

Reinsertion

Ensemble des moyens mis en œuvre pour aider à la réinsertion sociale et professionnelle des patients après les traitements. Vingt-six Réseaux de cancérologie s'y attèlent en 2007 (17 millions d'euros).

Réseau de santé/Réseau de soins

Le Réseau de santé (ou de soins) est une organisation qui met tous les professionnels de santé nécessaires à la disposition du patient, sous le regard d'un coordonnateur qui veille à ce que le malade ne soit jamais en situation de rupture de soins ou de non-suivi, de non-accompagnement.

Contrairement aux filières de soins où chacun est libre de tout engagement mutuel, tous les membres d'un réseau sont tenus par un *engagement commun, à travers une convention ou une charte,* que les malades eux-mêmes sont invités à cosigner.

Un réseau suit un *schéma thérapeutique commun* pour chaque malade, organise des *réunions de concertation pluridisciplinaires* régulières, tient un *dossier médical informatisé* (unique pour chaque patient) et utilise un système d'information qui permet (en principe) des *échanges interprofessionnels en temps réel.*

Réseau de cancérologie

Le Réseau de cancérologie est un réseau de santé structuré, organisé selon une convention passée entre les différents professionnels de la cancérologie et l'Agence régionale de l'hospitalisation (ARH), et dédié exclusivement aux malades atteints de cancer.

Il peut avoir une dimension locale (Réseau territorial de cancérologie) ou régionale (Réseau régional de cancérologie).

Le référent scientifique et médical, celui qui fixe les normes de qualité et les règles de procédure, est le Réseau régional, qui est en prise directe avec les centres les plus spécialisés.

Là où n'existe pas un Réseau de cancérologie, la loi prévoit une Mission de cancérologie territoriale, qui prend les fonctions d'un réseau et offre les avantages d'une coordination au niveau local.

Secret médical (en réseau)

Le Réseau de santé (ou de cancérologie) implique une vraie circulation de l'information, entre les professionnels de santé, même si cela est restreint au cercle des professionnels de santé vous concernant. Il y a donc *nécessité d'accommoder la règle du secret médical,* dans votre intérêt puisque cela peut permettre des échanges plus rapides entre les médecins. La loi prévoit que les médecins qui participent à un réseau ou une filière de soins dans le cadre précis de la prise en charge en cours d'un patient, soient exemptés du respect strict du secret médical : à condition que vous soyez informé(e) du fait que l'information sur vous circule et que vous en soyez d'accord (sauf si vous n'êtes plus en capacité de décider).

Le dossier médical informatisé pourrait, sur ce point, résoudre plus de problèmes qu'il n'en pose, dans la mesure où :

- d'une part, toute l'information professionnelle qui circule sur vous pendant les étapes de traitements est circonscrite dans un Dossier communicant en cancérologie (DCC), auquel n'ont pas accès les personnes extérieures à l'équipe et à la chaîne soignante, pas plus l'entourage que les employeurs ou les organismes bancaires et d'assurance,
- d'autre part, toute l'information qui vous concerne, au-delà des soins médicaux et des épisodes de maladie grave, est contenue dans votre Dossier médical personnel (DMP) qui est contrôlé par vous-même et qui reste votre propriété personnelle exclusive.

Cela peut être un progrès pour le respect du secret médical, par rapport à l'existence de multiples dossiers médicaux éparpillés sans que vous en ayez, vous-même, une synthèse permanente dont vous décidez de la confidentialité globale.

Soins palliatifs

Il existe une centaine d'Unités de soins palliatifs (USP), qui accueillent tout type de patient en fin de vie, comme à l'hôpital Paul-Brousse à Villejuif (AP-HP) ou au sein des services et des départements médicaux (par spécialités). Il existe aussi près de 300 Équipes mobiles de soins palliatifs (EMSP), qui peuvent venir au domicile et prodiguer les soins continus nécessaires (sur ce sujet, on peut lire utilement l'ouvrage récent du Dr Dominique Delfieu : *Les Draps blancs,* Éditions Eska, 2006).

L'amélioration des conditions d'accès aux soins continus ou palliatifs a été accélérée depuis la loi de juillet 1999 instaurant comme un droit du malade l'accès aux soins palliatifs et la loi du 22 avril 2005 sur la fin de vie, rappelant le droit de tout malade à refuser des soins (*cf.* loi du 4 mars 2002) et imposant clairement le respect de la dignité du patient, qui peut passer par le refus de l'acharnement thérapeutique. Depuis lors également, la formation des soignants aux soins palliatifs est une priorité.

Le Centre national de ressources pour la prise en charge des soins palliatifs est le Centre François-Xavier-Bagnoud, à Paris (voir site internet de l'AP-HP). Un numéro Azur est mis en place pour le public (0 811 02 03 00 « Accompagner la fin de la vie, s'informer, en parler »).

SOR patients

Les Standards, options et recommandations patients sont des recueils d'*informations pratiques sur telle pathologie* (cancer du sein, cancer du poumon, etc.) ou pour tous les patients atteints de cancer (démarches sociales à entreprendre, etc.). On les trouve notamment sur le site de la Fédération des centres de lutte contre le cancer (www.fnclcc.fr) et sur celui de la Ligue nationale contre le cancer (www.ligue-cancer.asso.fr).

SOR spécialistes

Les Standards, options et recommandations spécialistes sont utilisés, notamment en cancérologie, afin de faciliter l'élaboration de *protocoles thérapeutiques consensuels* entre différents praticiens, par exemple *au sein des réseaux de soins* et dans le cadre d'une prise en charge interdisciplinaire. Pour reprendre les termes mêmes de leurs auteurs depuis 1993 :

- Les « Standards » correspondent aux interventions *unanimement* considérées comme bénéfiques ou au contraire comme inappropriées ou nuisibles.

- Les « Options » correspondent aux interventions considérées *par la majorité* comme bénéfiques ou au contraire comme inappropriées ou nuisibles.

- Les « Recommandations » correspondent à des indications spécifiques et à des choix auxquels les experts procèdent, notamment dans des *situations d'exception* ainsi qu'en cas d'inclusion du patient dans une étude thérapeutique.

« Avec les SOR spécialistes sur internet, prévient la Fédération des centres de lutte contre le cancer, n'importe quel public, médecins ou non-médecins, peut accéder à cette information médicale. Cependant, les médecins spécialistes en sont les destinataires légitimes et naturels. [...] »

SSIAD

Les Services de soins infirmiers à domicile (SSIAD) relèvent d'une administration (DASS, commune...) ou d'une structure participant du service public (hôpital, groupement). Comme pour les structures d'HAD, les infirmiers des SSIAD sont invités à coopérer avec les infirmiers libéraux. Dans le cadre du développement du *maintien à domicile.* Mais sur le terrain cette collaboration n'existe pas toujours, il faut contacter le plus souvent soit les uns soit les autres, et il reste conseillé au médecin de veiller à la continuité des prises en charge s'il y a chevauchement ou alternance nécessaire, au domicile du malade.

SROS

Schéma régional d'organisation sanitaire (ou sociale) : les SROS ont été créés par la loi du 31 juillet 1991. Ils sont chargés de définir les *priorités régionales de santé publique* et les ajustements nécessaires de l'*offre de soins* (en termes de structures) dans le cadre de ces priorités et de la politique de santé du gouvernement. Les ARH et les préfets sont garants de l'application des SROS.

Tarif de responsabilité

C'est le *tarif de base* (TR) qui donne lieu à *remboursement* par la collectivité, par référence au tarif à la vente, qui, lui, est presque toujours supérieur. On peut le voir appliquer pour le prix des actes comme pour celui des séjours ou des médicaments.

Tarification à l'activité (T2A)

La T2A est le nouveau *mode de financement* des hôpitaux publics et privés pour *une partie de leur activité* (ce qui concerne la médecine, la chirurgie et l'obstétrique, c'est-à-dire ce qu'on appelle la MCO), depuis fin 2004. Cette méthode de tarification doit faire évoluer vers une relative *harmonisation des financements public-privé*, pour une même activité de soins, dans un souci de bonne gestion des dépenses.

La T2A est fondée sur des unités de mesure comme le GHS (Groupement homogène de soins), c'est-à-dire l'ensemble des soins nécessaires aux malades atteints d'une affection déterminée dans des circonstances déterminées (stade, etc.). Elle permet en principe de prévoir les dépenses par « enveloppes de soins » et de fixer, en quelque sorte, des « plafonds de dépenses autorisés »…

UCP

Les Unités de concertation et de coordination pluridisciplinaires (UCP) désignent les structures (salles, secrétariat, etc.) où se tiennent les réunions périodiques de concertation pluridisciplinaire, dans les établissements de soins ou les structures de cancérologie (réseaux, etc.).

URCAM

Les Unions régionales des caisses d'assurance-maladie (URCAM) représentent, dans chaque région et notamment au sein des commissions exécutives des ARH, les différents régimes d'assurance-maladie (salariés, indépendants, agricoles). Elles sont chargées notamment de la gestion du Fonds d'assurance qualité de la médecin de ville (FAQSV) qui aide, entre autres, à la coordination des soins entre la ville et l'hôpital.

UPML/URML

Les Unions professionnelles (régionales) de médecins libéraux, dont les membres dirigeants sont élus, sont chargées notamment de plusieurs missions stratégiques dans le cadre de la réforme du système de santé :
- elles représentent l'ensemble des médecins libéraux de la région (*collèges spécialistes, collèges généralistes*),
- elles organisent l'*évaluation des pratiques médicales libérales*, sur la base d'un volontariat et de procédures ANAES,
- elles accompagnent les initiatives favorisant la coordination et la continuité des soins (ville-ville mais aussi ville-hôpital-ville).

DU MÊME AUTEUR
CHEZ LE MÊME ÉDITEUR

Pr David Khayat, *Les Chemins de l'espoir*, 2003.

Imprimé par Lightning Source France
1 avenue Gutenberg
78310 Maurepas

N° d'édition : 7381-1859-Y

www.ingramcontent.com/pod-product-compliance
Lightning Source LLC
Chambersburg PA
CBHW051813150726
47998CB00001B/137